Intelligenza artificiale

VS Caregiver

Il futuro

nel settore

della sanità

MANU SEKODI

Indice dei contenuti

Introduzione

Il contesto della crescente integrazione dell'intelligenza artificiale nel settore sanitario.

Negli ultimi decenni, i progressi tecnologici hanno trasformato in modo significativo il modo in cui affrontiamo l'assistenza sanitaria. Tra questi progressi, l'intelligenza artificiale (AI) sta emergendo come una delle tecnologie più rivoluzionarie e promettenti in campo medico. La crescente integrazione dell'AI nell'assistenza sanitaria è il risultato di una combinazione di fattori che hanno plasmato il contesto di questa trasformazione:

1. **Esplosione dei dati medici:** con la crescente digitalizzazione delle cartelle cliniche e l'uso diffuso di dispositivi medici connessi, è stata generata e archiviata una quantità enorme di dati medici. L'analisi e l'interpretazione manuale di questi dati è spesso al di là delle capacità degli operatori sanitari, ed è qui che l'AI può intervenire per aiutare a estrarre informazioni utili e prendere decisioni più informate.

2. **Aumento della potenza di calcolo:** i progressi nell'informatica e negli algoritmi hanno permesso ai sistemi di AI di elaborare rapidamente enormi volumi di dati. Questo rende ora possibile l'applicazione di modelli di apprendimento automatico e di apprendimento profondo per risolvere problemi complessi in medicina.

3. **Migliori prestazioni degli algoritmi:** i ricercatori hanno compiuto progressi significativi nello sviluppo di algoritmi di apprendimento automatico e di apprendimento profondo, consentendo all'AI di diventare più precisa ed efficiente nelle sue previsioni e diagnosi.

4. **Le esigenze di una popolazione che invecchia:** In molte parti del mondo, la popolazione sta invecchiando, con conseguente aumento della domanda di assistenza

sanitaria. L'AI è vista come una soluzione potenziale per aiutare a colmare le lacune della forza lavoro e migliorare l'efficienza dei sistemi sanitari.

5. Ricerca medica e scoperta di farmaci: L'AI è diventata uno strumento prezioso per la ricerca medica, consentendo l'analisi rapida di vasti database genomici e facilitando l'identificazione di nuovi bersagli terapeutici. L'AI sta anche accelerando il processo di scoperta dei farmaci, simulando e prevedendo gli effetti di nuove molecole.

6. Miglioramento della diagnosi e del trattamento: L'AI mostra un grande potenziale per migliorare l'accuratezza delle diagnosi mediche, analizzando le immagini mediche, i segnali biometrici e i sintomi del paziente. Può anche suggerire trattamenti personalizzati in base alle caratteristiche specifiche di ogni individuo.

7. Tendenze normative e investimenti: I regolatori e gli stakeholder del settore sanitario riconoscono sempre più il potenziale dell'IA. Hanno iniziato a sviluppare quadri normativi per il suo utilizzo e hanno investito in iniziative di ricerca e sviluppo per favorirne l'adozione.

Tuttavia, nonostante la promessa dell'IA nell'assistenza sanitaria, la sua integrazione solleva anche questioni etiche, preoccupazioni sulla privacy dei dati e timori sulla potenziale sostituzione degli operatori sanitari con le macchine. È in questo contesto complesso e dinamico che dobbiamo considerare la futura coesistenza di AI e assistenti umani, e come sfruttare al meglio questa tecnologia senza compromettere la qualità dell'assistenza e il rapporto assistente-paziente.

La domanda centrale del libro: L'intelligenza artificiale potrà un giorno sostituire la badante?

Al centro di questo studio c'è una domanda fondamentale che sta suscitando sia entusiasmo che apprensione nel settore sanitario: è concepibile che l'intelligenza artificiale possa un giorno sostituire completamente il ruolo dell'assistente umano?

La rapida evoluzione dell'IA nell'assistenza sanitaria ha dato vita a tecnologie avanzate in grado di diagnosticare malattie, analizzare dati medici, monitorare la salute dei pazienti in tempo reale e persino eseguire interventi chirurgici con estrema precisione. Questi progressi hanno portato a dibattiti accesi sulla possibilità che l'AI possa un giorno assumere tutte o molte delle funzioni attualmente svolte dagli assistenti umani.

Da un lato, i sostenitori di questa visione credono fermamente che l'AI abbia il potenziale di superare le capacità umane in alcune aree, fornendo un'assistenza sanitaria più efficiente, accurata e accessibile a un maggior numero di persone. Essi sottolineano i vantaggi dell'AI, come la capacità di analizzare rapidamente grandi insiemi di dati, di individuare modelli sottili nelle diagnosi e di fornire raccomandazioni terapeutiche basate su prove.

Tuttavia, questa prospettiva solleva anche legittime preoccupazioni circa l'impatto sugli assistenti umani. Gli oppositori di questa visione sottolineano il ruolo cruciale dell'empatia, della compassione e del contatto umano nell'assistenza sanitaria. Sottolineano che la presenza di un assistente può avere un effetto terapeutico sui pazienti, fornendo conforto e sostegno emotivo. Temono che la disumanizzazione dell'assistenza sanitaria a favore dell'IA possa creare una distanza tra pazienti e assistenti, con un impatto negativo sulla qualità complessiva dell'assistenza.

Ci sono anche preoccupazioni etiche sulla responsabilità in caso di errori medici commessi dai sistemi AI e sulla riservatezza dei dati sanitari quando vengono elaborati da algoritmi intelligenti.

Inoltre, rimane una domanda fondamentale: anche se l'AI può effettivamente svolgere alcuni compiti specifici in modo più accurato rispetto agli esseri umani, dovremmo abbandonare completamente l'intervento umano nell'assistenza sanitaria? Gli assistenti hanno una profonda comprensione della complessità delle emozioni umane e delle interazioni sociali, che è difficile da replicare per una macchina.

Questo libro esaminerà queste questioni cruciali con un occhio critico e ricco di sfumature. Esplorerà i vari aspetti dell'integrazione dell'IA nell'assistenza sanitaria, evidenziando i vantaggi e le sfide, cercando di trovare un equilibrio tra l'utilizzo dell'IA come strumento di miglioramento e il mantenimento dell'importanza del fattore umano nell'assistenza sanitaria. Esaminando i dati disponibili, le tendenze tecnologiche e le riflessioni etiche, cercherà di fornire prospettive informate sul ruolo potenziale dell'IA come collaboratore dell'assistente umano, preservando i valori fondamentali dell'arte della cura.

Le basi dell'Intelligenza Artificiale nell'assistenza sanitaria

Definizione dell'intelligenza artificiale e delle sue applicazioni nel settore sanitario.

L'intelligenza artificiale (AI) è una branca dell'informatica che mira a creare macchine e sistemi in grado di eseguire compiti che normalmente richiederebbero l'intelligenza umana. Piuttosto che essere programmati con istruzioni specifiche per ogni compito, i sistemi di AI utilizzano algoritmi sofisticati per imparare dai dati, identificare modelli e prendere decisioni autonome. L'apprendimento automatico e l'apprendimento profondo sono sottocampi dell'IA che hanno registrato progressi significativi negli ultimi anni, contribuendo alla sua efficacia in diversi settori, tra cui l'assistenza sanitaria.

Applicazioni dell'AI nel settore sanitario:

- **Diagnosi medica:** l'AI può analizzare immagini mediche come radiografie, risonanze magnetiche e scansioni per rilevare anomalie con maggiore precisione. Può aiutare a diagnosticare malattie come il cancro, le patologie cardiache, le condizioni neurologiche e molte altre, aiutando i medici a interpretare i risultati in modo più accurato.

- **Previsione e monitoraggio dei pazienti:** Analizzando i dati dei pazienti in tempo reale, l'AI può identificare i segnali di allarme precoci e prevedere le potenziali complicazioni. Ciò consente agli operatori sanitari di adottare misure preventive e di fornire un'assistenza più personalizzata.

- **Sistemi di gestione delle cartelle cliniche:** l'AI facilita la gestione e l'organizzazione delle cartelle cliniche elettroniche. Può estrarre e strutturare le informazioni importanti dalle cartelle, consentendo un accesso rapido e semplice ai dati medici dei pazienti.

- **Assistenza chirurgica:** l'AI può essere utilizzata per assistere i chirurghi durante le operazioni, fornendo informazioni in tempo reale, analizzando i dati dei pazienti e offrendo consigli sulla migliore pratica chirurgica.

- **Scoperta di farmaci:** L'AI accelera il processo di ricerca e sviluppo di farmaci, identificando potenziali bersagli terapeutici, simulando interazioni molecolari e prevedendo l'efficacia di nuove sostanze chimiche.

- **Trattamento personalizzato:** Analizzando le caratteristiche del singolo paziente, l'AI può consigliare trattamenti specifici su misura per ogni caso, tenendo conto di fattori come la storia medica, i geni e le preferenze del paziente.

- **Salute e benessere digitali:** Le app per la salute basate sull'intelligenza artificiale, come i fitness tracker, gli health coach virtuali e i chatbot di supporto emotivo, consentono alle persone di prendere in mano la propria salute e il proprio benessere.

Sebbene le applicazioni dell'AI nell'assistenza sanitaria siano promettenti, non sostituiscono completamente gli assistenti umani. L'AI viene spesso utilizzata come strumento per aiutare gli operatori sanitari a prendere decisioni informate e a fornire un'assistenza più efficace, ma la presenza umana rimane essenziale per fornire supporto emotivo, empatia e una profonda comprensione delle esigenze individuali dei pazienti. La chiave per integrare con successo l'AI nel settore sanitario risiede nella collaborazione armoniosa tra tecnologia e assistenti umani, sfruttando i vantaggi di ciascun aspetto per fornire un'assistenza ottimale al paziente.

Vantaggi e sfide dell'IA nell'assistenza sanitaria.

Vantaggi dell'IA nell'assistenza sanitaria:

- **Diagnosi più accurate:** l'AI può analizzare grandi quantità di dati medici e identificare modelli sottili che spesso vanno oltre le capacità umane. Questo porta a diagnosi più accurate e a un'individuazione precoce delle malattie, migliorando le possibilità di successo del trattamento.

- **Processo decisionale informato:** fornendo analisi e informazioni basate sull'evidenza, l'AI aiuta gli operatori sanitari a prendere decisioni informate sui trattamenti e sui piani di cura per i singoli pazienti.

- **Monitoraggio continuo del paziente:** L'AI può monitorare i parametri vitali e i dati medici dei pazienti in tempo reale, consentendo di rilevare rapidamente qualsiasi cambiamento significativo o deterioramento della salute, facilitando un intervento precoce.

- **Ottimizzazione del flusso di lavoro:** l'AI può automatizzare alcuni compiti amministrativi e ripetitivi, liberando tempo per gli operatori sanitari, che possono concentrarsi maggiormente sull'interazione con il paziente e su compiti più complessi.

- **Miglioramento della ricerca medica:** l'AI accelera la scoperta di nuove terapie e farmaci, analizzando rapidamente vasti database e identificando nuovi potenziali bersagli per il trattamento.

Le sfide dell'intelligenza artificiale nell'assistenza sanitaria:

- **Affidabilità degli algoritmi:** l'affidabilità degli algoritmi AI è fondamentale in medicina. Diagnosi errate o raccomandazioni imprecise potrebbero avere gravi conseguenze per la salute dei pazienti. È essenziale garantire che i sistemi di IA siano ben addestrati su dati diversificati e rappresentativi, per ridurre al minimo i pregiudizi.

- **Riservatezza e sicurezza dei dati:** L'uso dell'AI nell'assistenza sanitaria comporta la gestione di dati sensibili dei pazienti. Proteggere la riservatezza e la sicurezza dei dati medici è una sfida importante, se si vuole evitare l'accesso non autorizzato o l'hacking.

- **Interpretare i risultati:** i risultati prodotti dai sistemi di IA possono essere complessi e difficili da interpretare per gli operatori sanitari, soprattutto se non hanno competenze informatiche. È fondamentale sviluppare strumenti di facile utilizzo e interfacce adeguate per facilitare l'interazione tra assistenti e IA.

- **Rapporto paziente-caregiver:** Sebbene l'AI possa apportare miglioramenti significativi all'assistenza sanitaria, non può sostituire l'empatia, la compassione e il rapporto umano tra paziente e assistente. Preservare questa dimensione umana rimane essenziale per un'assistenza olistica e di alta qualità.

- **Costo e accessibilità:** l'implementazione di sistemi sofisticati di IA può essere costosa, il che può rendere difficile l'accesso ad alcune istituzioni sanitarie, soprattutto nelle regioni meno sviluppate. L'equità e l'accessibilità delle tecnologie di IA devono essere le preoccupazioni principali per garantire che tutti i pazienti ne beneficino in modo equo.

In sintesi, i vantaggi dell'IA nell'assistenza sanitaria sono numerosi e promettenti, offrendo opportunità per migliorare l'efficienza, l'accuratezza e la personalizzazione dei trattamenti. Tuttavia, le sfide tecniche, etiche e pratiche devono essere affrontate in modo responsabile per garantire il successo dell'integrazione dell'IA nell'assistenza sanitaria, massimizzando i suoi benefici e preservando l'essenza stessa del rapporto tra curante e paziente.

Esempi concreti di utilizzo dell'IA nella medicina e nell'infermiera.

- **Diagnosi medica assistita dall'AI:** l'AI viene sempre più utilizzata per aiutare i medici a diagnosticare le malattie. Ad esempio, nell'imaging medico, gli algoritmi di apprendimento profondo possono analizzare radiografie, scansioni e risonanze magnetiche per rilevare anomalie, come tumori, fratture o anomalie cardiache. L'AI può anche essere utilizzata per aiutare a diagnosticare malattie complesse, come il cancro al seno, identificando caratteristiche sottili che potrebbero sfuggire a occhio nudo.

- **Sistemi di supporto alle decisioni cliniche:** l'AI può essere integrata nelle cartelle cliniche elettroniche per fornire raccomandazioni cliniche basate sulle evidenze. Ad esempio, in base alle caratteristiche del paziente e alla sua storia medica, l'AI può suggerire trattamenti appropriati, dosaggi di farmaci adeguati o misure preventive specifiche per le malattie croniche.

18

- **Monitoraggio continuo del paziente:** I sistemi di intelligenza artificiale possono monitorare i segni vitali dei pazienti ricoverati o in terapia intensiva in tempo reale. Possono rilevare sottili cambiamenti nei parametri vitali, come la pressione sanguigna, la frequenza cardiaca e la saturazione di ossigeno, e avvisare il personale medico di anomalie potenzialmente pericolose.

- **Assistenza chirurgica:** l'AI può essere utilizzata per fornire assistenza in tempo reale durante l'intervento chirurgico. Può analizzare le immagini in diretta dell'area chirurgica per aiutare il chirurgo a individuare le strutture anatomiche, evitare i tessuti sensibili e migliorare la precisione dei gesti chirurgici.

- **Previsione di malattie e complicazioni:** analizzando i dati sanitari dei pazienti, l'AI può prevedere il rischio di sviluppare determinate malattie, come il diabete o le malattie cardiovascolari. Può anche anticipare le potenziali complicazioni, consentendo ai medici di adottare misure preventive per ridurre i rischi.

- **Chatbot sanitari e monitoraggio dei pazienti:** I chatbot sanitari dotati di AI possono fornire consigli personalizzati sulla salute ai pazienti, rispondere alle domande mediche più comuni e monitorare lo stato di salute dei pazienti a casa. Questi strumenti possono essere utili per monitorare i pazienti con patologie croniche e per fornire supporto emotivo e promemoria medici.

- **Ricerca medica e scoperta di farmaci:** L'AI viene utilizzata per accelerare la ricerca medica analizzando i database genomici, identificando potenziali bersagli terapeutici e prevedendo l'efficacia di nuove molecole per lo sviluppo di farmaci.

Questi esempi mostrano la misura in cui l'AI può essere utilizzata nell'assistenza sanitaria, dimostrando il suo potenziale nel migliorare l'assistenza sanitaria, accelerare la diagnosi e il trattamento e ottimizzare i processi clinici. Tuttavia, è importante notare che l'AI non è destinata a sostituire gli operatori sanitari, ma piuttosto ad assisterli e a migliorare il loro processo decisionale, preservando l'importanza dell'interazione umana e dell'empatia nella cura del paziente.

Più che una semplice moda, l'intelligenza artificiale è oggi ampiamente utilizzata in molti settori e professioni. L'esplosione del volume di dati digitali a disposizione delle aziende, la potenza di calcolo disponibile e la maturità delle tecnologie utilizzate per elaborarli sono tutti fattori che contribuiscono all'enorme crescita dell'intelligenza artificiale. In questo contesto, le operazioni noiose e ripetitive eseguite manualmente sono ora ampiamente automatizzate per assistere al meglio gli utenti nello svolgimento dei loro vari compiti. A Come altre professioni, come le relazioni con i clienti, il settore sanitario è oggi uno dei principali beneficiari dei numerosi contributi apportati dall'intelligenza artificiale.

Una risposta pratica alle esigenze strategiche

A molti livelli (ricerca, analisi, ecc.), l'intelligenza artificiale è oggi un vero alleato per i professionisti della sanità. Utilizzata in forma sperimentale fino a poco tempo fa, oggi è ampiamente diffusa in diversi casi d'uso. Tra le applicazioni più concrete, quelle legate al rilevamento di malattie e infezioni sono particolarmente rilevanti e stanno iniziando a diventare dei veri e propri 'must have', soprattutto per i laboratori che devono gestire grandi volumi di dati e campioni. 'Lidea è quella di implementare veri e propri strumenti di assistenza diagnostica.

Ad esempio, combinando la diagnostica per immagini con l'intelligenza artificiale, i medici e il personale incaricato di analizzare i campioni potranno migliorare le loro diagnosi con l'aiuto dell'intelligenza artificiale. Nello screening del cancro, ad esempio, ciò significa diagnosi più affidabili e una netta riduzione delle interpretazioni errate, che possono avere conseguenze drammatiche. L'intelligenza artificiale rappresenta quindi un formidabile aiuto diagnostico per gli operatori sanitari, ultra-preciso, affidabile e riproducibile.

L'AI è al centro della medicina del futuro. Assistenza diagnostica, chirurgia assistita da computer, robot medici, medicina predittiva, anticipazione delle epidemie, triage dei pazienti, sviluppo di nuovi trattamenti.

Ecco 5 esempi di come la tecnologia viene utilizzata nel settore medico.

1. IA PER GUIDARE I PAZIENTI IN MODO PIÙ EFFICACE

Immagini di elencare i suoi sintomi in un'enciclopedia di tutte le malattie esistenti. Questa è l'idea che il CHUM di Montreal sta sperimentando per il triage delle emergenze. I pazienti arrivano al Pronto Soccorso, inseriscono le loro informazioni in un computer e questo li ordina in base al loro grado di urgenza. 'LAI determina anche se il problema è respiratorio, polmonare, cardiaco o altro. "Attualmente stiamo confrontando il triage automatico con quello umano. La macchina fa risparmiare tempo, ma vogliamo assicurarci che questo triage sia fatto con saggezza e che sia di alta qualità, perché potrebbe funzionare bene per un tipo di paziente ma non per un altro", spiega il dottor Fabrice Brunet, Presidente e CEO del CHUM. "Non diamo mai per scontato che, poiché qualcosa è nuovo e innovativo, sarà vantaggioso. Bisogna rimanere critici. L'AI, come qualsiasi innovazione, deve essere valutata e misurata per garantire che sia vantaggiosa", avverte Fabrice Brunet.

2. IA PER UNA MIGLIORE CONSULTAZIONE A DISTANZA

Come nel caso del triage nei reparti di emergenza degli ospedali, l'AI può essere uno strumento prezioso per guidare i pazienti a distanza. La piattaforma di telemedicina Dialogue, con sede in Quebec, implementa l'AI per semplificare il percorso di cura. "Si tratta essenzialmente di raccogliere un'immagine completa e accurata del paziente", spiega Alexis Smirnov, Direttore della Tecnologia di Dialogue. Ad esempio, un paziente con un problema alla pelle potrebbe dire al chatbot ChloChloécon i propri dati, descrivendo i sintomi e chiedendo di inviare una foto del problema. I dati e la foto vengono poi convalidati da un operatore sanitario. Se il passo successivo consiste nel fissare un appuntamento con un dermatologo, il processo può essere nuovamente automatizzato. In questo modo, il medico chiede semplicemente al sistema di portare il paziente alla fase successiva del suo percorso. Il team di Dialogue chiarisce che questo strumento non sostituirà mai l'uomo: "In Dialogue, crediamo che la tecnologia AI non sia abbastanza avanzata per esprimere giudizi umani basati sulla medicina, soprattutto se si considerano i fattori umani coinvolti in questo tipo di decisioni. Detto questo, però, c'è una grande differenza tra prendere decisioni mediche e ottimizzare i componenti non medici del percorso di cura di un paziente".

3. IA PER ACCELERARE LO SVILUPPO DEI FARMACI

Ci vogliono circa dieci anni e milioni di dollari prima che un farmaco venga immesso sul mercato. E nel caso di epidemie come Covid, la necessità di una soluzione farmaceutica è urgente. Un modo per ridurre i tempi di sviluppo del vaccino è ottimizzare la ricerca preclinica. Questo è l'obiettivo diInVivo Aluna start-up creata da tre dottorandi del Quebec, animati dal desiderio di accelerare il processo di sviluppo dei farmaci, in modo che i medicinali possano essere messi a disposizione dei pazienti più rapidamente. Hanno unito le loro competenze complementari in biologia molecolare, neuroscienza computazionale e apprendimento automatico per creare una tecnologia che ottimizzi la ricerca e lo sviluppo farmaceutico.

"Attualmente, il processo di sviluppo dei farmaci è ancora piuttosto intuitivo", spiega Therence Bois, co-fondatore di InVivo AI. "Per un obiettivo terapeutico specifico, un ricercatore testa una serie di molecole, spesso in modo abbastanza casuale, e ripete gli esperimenti fino a quando non ne trova una attiva per l'obiettivo di interesse, il tutto in modo molto iterativo. Le tecnologie diInVivo analizzano i édati énérgenerati da questi ricercatori e écreano èmodelli che possono essere utilizzati per simulare questi esperimenti dal punto di vista computazionale e superare questo processo più rapidamente".

4. IA PER MIGLIORARE LA DIAGNOSI
Con la proliferazione degli strumenti medici, i medici devono prendere in considerazione sempre più dati. Il campo medico in cui l'AI è più presente oggi è l'interpretazione dell'imaging medico e della radiologia. Alcuni tipi di cancro, come quello ai polmoni o al seno, sono molto difficili da identificare nelle immagini prodotte dagli scanner. I programmi sono in grado di identificare anomalie non rilevabili a occhio nudo, consentendo di individuare in modo più affidabile i tumori precoci e di indirizzare i trattamenti in modo più efficace.

Start-up di Montreal Imagia La missione di Imagia è quella di accelerare la diagnosi di alcuni tipi di cancro, sviluppare nuovi trattamenti personalizzati e accelerare la ricerca clinica e lo sviluppo di nuove terapie. La sua piattaforma

Evidens utilizza gli algoritmi di una tecnologia brevettata chiamata Deep Radiomics per produrre biomarcatori (cioè indicatori che permettono di misurare processi normali o patologici legati a un intervento terapeutico) da immagini digitali, in modo da rilevare la comparsa di un'anomalia in un paziente o monitorarne lo sviluppo.

Questi programmi sono in grado di "imparare da soli", poiché memorizzano tutte le anomalie biologiche rilevate e sono quindi più precisi ad ogni diagnosi. I trattamenti approfonditi e personalizzati per ogni paziente diventano quindi più accessibili.

L'AI può anche aiutare a rilevare patologie in aree estremamente sensibili. L'azienda del Quebec Diagnos ha sviluppato un'intelligenza artificiale in grado di rilevare la retinopatia diabetica. Una complicazione del diabete che colpisce il 50% dei pazienti di tipo 2 ed è responsabile del 5% dei casi di cecità in tutto il mondo. Utilizzando una foto della retina, il programma è in grado di rilevare i primi segni della malattia. Queste foto vengono scattate in pochi minuti utilizzando fotocamere speciali già disponibili in diverse cliniche, centri di optometria e farmacie qui e all'estero. Il sistema ha già analizzato gli occhi di quasi 225.000 pazienti in 16 Paesi. André Larente, Presidente di Diagnos, sostiene che il sistema è in grado di rilevare il 98,5% dei casi di retinopatia.

5 - ROBOT MEDICI

Sempre più operazioni vengono eseguite con l'ausilio di robot chirurgici, strumenti che migliorano il comfort del chirurgo e del paziente e semplificano il periodo post-operatorio. La robotica è in piena espansione nel settore sanitario.

Con la pandemia in Cina, i robot medici hanno contribuito a ridurre il carico di lavoro negli ospedali. Orion Starun'azienda di robotica sostenuta da Cheetah Mobile, ha distribuito robot che hanno contribuito a migliorare la diagnosi e il trattamento preliminare, la divulgazione primaria di informazioni mediche e la consegna a punto fisso di forniture mediche negli ospedali.

Il ruolo attuale del caregiver

Descrizione del ruolo tradizionale dell'assistente di cura.

Gli assistenti sanitari sono essenziali per il buon funzionamento del sistema sanitario e per la qualità dei servizi offerti ai pazienti. Il loro ruolo si concentra principalmente sull'assistenza e sul supporto ai pazienti nella loro vita quotidiana, oltre che sul supporto agli altri membri del team medico. Ecco le caratteristiche principali del ruolo tradizionale dell'assistente sanitario:

- **Assistenza di base al paziente: L'**assistente di cura è responsabile dell'assistenza di base ai pazienti, come l'igiene personale (toelettatura, bagno, vestizione), il cambio della biancheria da letto, l'assistenza alla mobilità e l'assistenza alle necessità di eliminazione.

- **Monitoraggio del paziente: Gli** assistenti sanitari monitorano regolarmente lo stato di salute dei pazienti, annotando e segnalando qualsiasi variazione o cambiamento significativo. Possono prendere la temperatura, misurare la pressione sanguigna e osservare i segni vitali per rilevare qualsiasi deterioramento delle condizioni del paziente.

- **Supporto emotivo:** un aspetto cruciale del ruolo dell'assistente di cura è quello di fornire supporto emotivo ai pazienti. Ciò può comportare l'ascolto delle loro preoccupazioni, la risposta ai loro bisogni emotivi e la creazione di un ambiente rassicurante e attento.

- **Assistenza nelle attività quotidiane:** l'assistente di cura aiuta i pazienti a svolgere le loro attività quotidiane, come mangiare, spostarsi e svolgere attività ricreative. Si assicura che i pazienti si sentano a proprio agio e supportati nella loro routine quotidiana.

• **Lavorare con il team di assistenza: gli** assistenti sanitari lavorano a stretto contatto con infermieri, medici e altri professionisti della salute. Trasmettono informazioni importanti sui pazienti, partecipano alle riunioni del team e aiutano a coordinare l'assistenza.

• **Gestione dei registri e relazioni: gli** assistenti sanitari possono essere responsabili di mantenere aggiornate le cartelle cliniche dei pazienti, annotando le osservazioni importanti e redigendo relazioni sullo stato di salute dei pazienti.

• **Prevenzione dei rischi: gli** assistenti sanitari sono attenti ai rischi di cadute, piaghe da decubito e infezioni tra i pazienti. Adottano misure preventive per ridurre questi rischi e garantire la sicurezza dei pazienti nel loro ambiente.

• **Comunicazione con le famiglie: Il Caregiver** può essere in contatto diretto con le famiglie dei pazienti per informarle sui progressi del loro stato di salute, rispondere alle loro domande e fornire loro sostegno in questo momento difficile.

• **Rispetto degli   standard di igiene e sicurezza: gli** assistenti sanitari devono rispettare i protocolli di igiene e sicurezza per evitare la diffusione di infezioni e garantire un ambiente pulito e sicuro per i pazienti.

Il ruolo dell'assistente sanitario è caratterizzato da un forte impegno per il benessere dei pazienti e da un approccio olistico all'assistenza. Fornendo un'assistenza essenziale e creando legami significativi con i pazienti, l'assistente sanitario svolge un ruolo centrale nell'umanizzazione dell'assistenza sanitaria e contribuisce al recupero e al benessere generale delle persone sottoposte alle sue cure.

- Racconti personali ed esperienze dell'autrice come assistente di cura per 15 anni.

Come assistente di cura esperta che ha esercitato per molti anni, sono stata testimone di molte esperienze emotivamente cariche, di momenti di gioia, di tristezza e di sfide uniche nel campo dell'assistenza sanitaria. Ecco alcune delle storie ed esperienze personali che hanno plasmato la mia carriera:

- **L'importanza dell'empatia e della compassione: nel corso** degli anni, ho imparato che l'empatia e la compassione sono qualità essenziali per creare un legame significativo con i pazienti. Nelle mie testimonianze, descrivo come un semplice ascolto attento, una parola di incoraggiamento o un gesto gentile possono fare la differenza per un paziente ansioso o sofferente. Questi momenti di umanità sono stati spesso una fonte di conforto per i pazienti e le loro famiglie.

- **Il potere della resilienza dei pazienti:** Ho avuto la fortuna di accompagnare i pazienti nel loro percorso di guarigione, il che mi ha permesso di testimoniare la notevole resilienza degli individui di fronte alle avversità. Condivido storie ispiratrici di pazienti che, nonostante le condizioni mediche difficili, hanno trovato la forza di lottare, superare gli ostacoli e recuperare la qualità della vita.

- **Il peso degli addii:** lavorando nel settore sanitario, ho dovuto affrontare alcuni momenti strazianti, tra cui l'addio a pazienti che hanno ceduto alle loro malattie. Queste esperienze hanno avuto un effetto profondo su di me e hanno rafforzato il mio desiderio di fornire un'assistenza attenta e di sostenere i pazienti fino ai loro ultimi momenti.

- **L'evoluzione delle tecnologie mediche:** ho assistito alla crescente introduzione delle tecnologie mediche e dell'IA nell'assistenza sanitaria. Nelle mie esperienze, condivido il modo in cui questi progressi tecnologici hanno talvolta semplificato alcuni compiti clinici, ma hanno anche sollevato domande sull'impatto del rapporto paziente-caregiver.

- **Sfide del carico di lavoro:** lavorando spesso in ambienti di cura esigenti, ho dovuto affrontare le sfide associate a carichi di lavoro elevati. Condivido le esperienze in cui ho dovuto destreggiarmi tra varie responsabilità e fornire un'assistenza di qualità nonostante le risorse limitate.

- **Gratitudine dei pazienti:** Ricordo le volte in cui i pazienti o i loro parenti hanno espresso la loro gratitudine per le mie cure e la mia dedizione. Queste espressioni di gratitudine sono state una fonte di motivazione e di soddisfazione personale nella mia carriera professionale.

Raccontando queste storie ed esperienze, offro una visione intima della complessa realtà del lavoro come assistente sanitario, dei miei alti e bassi e delle emozioni che accompagnano questa professione essenziale. Queste storie riflettono il profondo impegno dell'autrice nei confronti dell'assistenza centrata sul paziente ed evidenziano la continua importanza del fattore umano nell'assistenza sanitaria.

L'importanza dell'empatia e della comunicazione nella relazione tra curante e paziente.

L'empatia e la comunicazione giocano un ruolo cruciale nella relazione operatore-paziente. Sono essenziali per stabilire un legame di fiducia, comprendere le esigenze del paziente e fornire un'assistenza di alta qualità, incentrata sulla persona. Ecco quanto sono importanti questi elementi nel rapporto tra assistito e paziente:

1. Creare un ambiente di fiducia: l'empatia dimostra che l'assistente comprende e sente le emozioni del paziente, il che crea fiducia. È più probabile che i pazienti si sentano a proprio agio e sicuri quando sanno che il loro assistito li comprende e li sostiene emotivamente.

2. Comprendere le esigenze del paziente: L'empatia consente agli assistenti di mettersi nei panni del paziente, di percepire le sue preoccupazioni, paure e timori. Questo aiuta a fornire un'assistenza personalizzata che tenga conto dei valori, delle convinzioni e delle preferenze del paziente.

3. Incoraggiare l'espressione delle emozioni: Quando i pazienti si trovano di fronte a sfide di salute, possono provare un'ampia gamma di emozioni, tra cui paura, ansia e tristezza. La comunicazione empatica incoraggia i pazienti a esprimere le loro emozioni, il che può contribuire a migliorare il loro benessere psicologico.

4. Miglioramento della compliance terapeutica: la comunicazione empatica consente al caregiver di spiegare meglio i trattamenti e le istruzioni mediche in modo comprensibile per il paziente. Questo aumenta le possibilità che il paziente segua correttamente il piano di cura raccomandato.

5. Diagnosi più efficace: l'empatia favorisce una migliore comunicazione tra paziente e curante, rendendo più facile la raccolta di informazioni mediche importanti. Un paziente che si sente ascoltato è più propenso a fornire dettagli precisi sui suoi sintomi, il che può portare a una diagnosi più accurata e rapida.

6. Ridurre lo stress e l'ansia: per i pazienti che affrontano problemi di salute, il supporto emotivo può avere un effetto calmante e confortante. L'empatia e la comunicazione attenta possono aiutare a ridurre lo stress e l'ansia associati alle cure mediche.

7. Miglioramento della soddisfazione del paziente: I pazienti si sentono meglio assistiti e soddisfatti quando gli assistenti prestano loro un'attenzione empatica. Una comunicazione calda e rispettosa può migliorare la loro esperienza sanitaria complessiva.

8. Rafforzare la relazione terapeutica: la comunicazione empatica favorisce una solida relazione terapeutica tra paziente e curante. Crea un ambiente in cui il paziente si sente ascoltato e rispettato, il che facilita la collaborazione nel processo di guarigione.

In breve, l'empatia e la comunicazione sono pilastri fondamentali della relazione tra curante e paziente. Incoraggiano un approccio olistico all'assistenza e aiutano a stabilire un legame di fiducia che è essenziale per fornire un'assistenza di qualità, incentrata sulle esigenze e sulle preferenze individuali dei pazienti. Integrare queste qualità nella pratica dei fornitori di assistenza aiuta a umanizzare l'assistenza sanitaria e a promuovere il benessere generale dei pazienti.

L'Intelligenza Artificiale come assistente del caregiver

Analisi dell'IA come strumento per migliorare i compiti dei badanti.

L'intelligenza artificiale (AI) può svolgere un ruolo essenziale come strumento per migliorare i compiti degli operatori sanitari. Offre capacità uniche che possono migliorare l'efficienza, l'accuratezza e la qualità dell'assistenza fornita. Ecco un approfondimento su come l'AI può essere utilizzata per supportare e migliorare il lavoro degli operatori sanitari:

1. Diagnosi assistita dall'AI: l'AI può analizzare rapidamente grandi quantità di dati medici, come immagini mediche, analisi di laboratorio e cartelle cliniche elettroniche. Aiutando a identificare modelli sottili, l'AI può fornire informazioni aggiuntive per assistere gli operatori sanitari nella diagnosi e nel processo decisionale medico.

2. Prevedere complicazioni e rischi: analizzando i dati sanitari del paziente, l'AI può anticipare le potenziali complicazioni e i rischi individuali. Ciò consente agli assistenti di implementare strategie preventive su misura per migliorare i risultati dei pazienti e ridurre i ricoveri evitabili.

3. Monitoraggio del paziente e risposta in tempo reale: i sistemi di intelligenza artificiale possono monitorare i parametri vitali dei pazienti in tempo reale, segnalare variazioni anomale e allertare gli assistenti in caso di emergenza. Ciò consente un intervento rapido e può salvare vite umane in situazioni critiche.

4. Ottimizzazione del flusso di lavoro: l'AI può automatizzare alcune attività amministrative, come la programmazione degli appuntamenti, la gestione delle cartelle e la fatturazione. Liberando tempo prezioso per gli assistenti, questi possono concentrarsi maggiormente sull'interazione con il paziente e sugli aspetti clinici.

5. Assistenza alla prescrizione: L'AI può aiutare a rilevare interazioni farmacologiche potenzialmente pericolose e suggerire aggiustamenti della dose per evitare errori di prescrizione. Questo riduce il rischio di errori medici e migliora la sicurezza del paziente.

6. Piani di trattamento personalizzati: analizzando i dati sanitari dei pazienti, l'AI può consigliare trattamenti specifici su misura per ogni individuo, tenendo conto di fattori come la storia medica, le caratteristiche genetiche e le preferenze del paziente.

7. Supporto emotivo per i pazienti: L'AI può essere utilizzata per sviluppare chatbot di supporto emotivo che interagiscono con i pazienti per fornire supporto psicologico e rispondere alle loro domande. Questo può aiutare a migliorare il benessere emotivo dei pazienti e ad aumentare il loro impegno nel processo di guarigione.

Tuttavia, nonostante questi vantaggi, è importante notare che l'AI non può sostituire completamente l'esperienza e l'empatia degli assistenti umani. L'assistenza sanitaria è profondamente radicata nell'aspetto umano e l'interazione con un assistente premuroso può avere un impatto significativo sul recupero e sulla soddisfazione del paziente.

Pertanto, il successo dell'integrazione dell'IA come strumento per migliorare i compiti degli assistenti deve avvenire in modo equilibrato, preservando l'importanza del fattore umano nell'assistenza sanitaria. L'AI deve essere vista come un partner collaborativo, che consenta ai caregiver di prendere decisioni più informate e di fornire un'assistenza di qualità superiore, continuando a favorire un approccio incentrato sul paziente e a promuovere un rapporto di fiducia tra paziente e caregiver.

Come l'AI può aiutare nella diagnosi, nel monitoraggio dei pazienti, nella gestione delle cartelle cliniche, ecc.

Come l'AI può aiutare nella diagnosi, nel monitoraggio dei pazienti, nella gestione delle cartelle cliniche, ecc.
L'intelligenza artificiale (AI) ha un enorme potenziale per trasformare e migliorare vari aspetti dell'assistenza sanitaria. Ecco come può giovare alla diagnosi, al monitoraggio dei pazienti, alla gestione delle cartelle cliniche e ad altre aree:

1. Diagnosi assistita dall'AI: l'AI può analizzare grandi quantità di dati medici, tra cui immagini mediche, risultati di esami di laboratorio e cartelle cliniche elettroniche, per aiutare i medici a fare diagnosi più accurate. Gli algoritmi di AI possono individuare sottili anomalie nelle immagini mediche, che possono portare alla diagnosi precoce di malattie come il cancro e le condizioni cardiovascolari.

2. Monitoraggio del paziente in tempo reale: i sistemi di AI possono monitorare continuamente i segni vitali dei pazienti in ospedale o in terapia intensiva. Rilevano cambiamenti significativi nei parametri fisiologici come la frequenza cardiaca, la pressione sanguigna e la saturazione di ossigeno, e avvisano gli operatori sanitari di eventuali anomalie, consentendo un intervento precoce in caso di emergenza.

3. Prevedere e gestire le complicanze: analizzando i dati sanitari dei pazienti, l'AI può prevedere il rischio di sviluppare determinate complicanze mediche, come le infezioni nosocomiali o i coaguli di sangue. Ciò consente agli operatori sanitari di adottare misure preventive mirate per ridurre questi rischi e migliorare i risultati dei pazienti.

4. Gestione delle cartelle cliniche: l'AI facilita la gestione delle cartelle cliniche elettroniche automatizzando alcuni compiti, come l'estrazione e la strutturazione delle informazioni rilevanti dalle cartelle. Ciò consente a medici e infermieri di accedere più rapidamente a dati medici importanti e di prendere decisioni informate.

5. Assistenza chirurgica: l'AI può essere utilizzata per fornire assistenza in tempo reale durante l'intervento chirurgico. Può analizzare le immagini dal vivo e fornire informazioni utili al chirurgo, migliorando la precisione e riducendo il rischio di errore.

6. Rilevamento e prevenzione delle malattie: L'AI può essere utilizzata per analizzare i fattori di rischio, l'anamnesi e i dati genetici dei pazienti, per aiutarli ad adottare comportamenti sanitari preventivi. Questo può portare a una diagnosi precoce delle malattie e a una migliore gestione delle condizioni croniche.

7. Sistemi di raccomandazione dei trattamenti: L'AI può analizzare i dati clinici di pazienti simili per raccomandare trattamenti efficaci. Questi sistemi di raccomandazione personalizzati possono aiutare i medici a scegliere il trattamento migliore per ogni paziente, tenendo conto dei fattori individuali.

8. Supporto alle decisioni cliniche: l'AI può fornire informazioni basate sulle prove per aiutare gli operatori sanitari a prendere decisioni informate. Integrando le conoscenze e le prove mediche attuali, i sistemi di AI possono aiutare a formulare piani di trattamento più efficaci.

Tuttavia, è importante sottolineare che, nonostante tutti questi vantaggi, l'IA non dovrebbe sostituire l'abilità, l'empatia e il giudizio clinico degli operatori sanitari. L'integrazione dell'IA nell'assistenza sanitaria deve avvenire in modo equilibrato, utilizzando l'IA come strumento di assistenza per sostenere i caregiver e migliorare l'assistenza, pur preservando l'importanza dell'interazione umana e del rapporto di fiducia tra paziente e caregiver.

Prospettive future per l'IA come 'collega' del caregiver.

Le prospettive future dell'intelligenza artificiale (AI) come 'collega' del caregiver sono promettenti ed entusiasmanti. L'AI continuerà ad evolversi e a svolgere un ruolo sempre più significativo nell'assistenza sanitaria, collaborando con i caregiver per migliorare la qualità dell'assistenza e l'efficienza dei servizi medici. Ecco alcune prospettive future per questa relazione tra l'IA e il caregiver:

1. Assistenza clinica avanzata: con i continui progressi nell'apprendimento automatico e nell'elaborazione del linguaggio naturale, l'AI sarà in grado di fornire un'assistenza clinica ancora più sofisticata. Sarà in grado di interagire con i caregiver in modo più contestuale e personalizzato, fornendo raccomandazioni basate sull'evidenza per diagnosi, trattamenti e piani di cura.

2. Prevenzione e diagnosi precoce delle malattie: L'AI continuerà a svolgere un ruolo chiave nella prevenzione e nella diagnosi precoce delle malattie. Gli algoritmi di AI diventeranno sempre più efficaci nell'analisi dei dati medici dei pazienti, consentendo di identificare i fattori di rischio e di rilevare i primi segni di malattia, migliorando le possibilità di successo del trattamento.

3. Medicina di precisione: l'AI consentirà di indirizzare meglio i trattamenti alle caratteristiche specifiche di ciascun paziente, portando a una medicina di precisione più avanzata. I modelli di AI saranno in grado di prevedere come un paziente reagirà a un trattamento specifico, aiutando a scegliere i trattamenti più efficaci con meno effetti collaterali.

4. Robotica medica: in collaborazione con i robot medici, l'AI può essere utilizzata per eseguire procedure chirurgiche più precise e meno invasive. I robot possono essere dotati di intelligenza artificiale per aiutare i chirurghi a eseguire interventi più complessi con maggiore precisione.

5. Chatbot sanitari potenziati: I chatbot alimentati dall'AI continueranno a svilupparsi come strumenti di assistenza ai pazienti. Saranno in grado di rispondere a una gamma più ampia di domande mediche, di fornire consigli sanitari più personalizzati e di monitorare la salute dei pazienti a casa.

6. Formazione medica e processo decisionale: l'AI potrebbe essere utilizzata nei programmi di formazione medica per simulare casi clinici complessi e aiutare i futuri caregiver a sviluppare le loro capacità diagnostiche e decisionali. I caregiver potranno anche accedere a basi di conoscenze mediche costantemente aggiornate grazie all'AI.

7. Miglioramento dell'efficienza dell'assistenza: automatizzando alcuni compiti amministrativi e ripetitivi, l'AI libererà tempo per gli assistenti, consentendo loro di concentrarsi maggiormente sull'assistenza diretta al paziente e sui compiti clinici più complessi.

Tuttavia, con queste opportunità arrivano anche le sfide. Sarà fondamentale garantire la sicurezza e la privacy dei dati dei pazienti, mitigare i potenziali pregiudizi negli algoritmi di IA e assicurare che l'integrazione dell'IA nell'assistenza sanitaria sia etica e centrata sul paziente.

In definitiva, la crescente integrazione dell'IA come 'collega' del caregiver ha il potenziale di migliorare drasticamente l'assistenza sanitaria, rendendo le diagnosi più accurate e i trattamenti più personalizzati, pur preservando l'importanza del rapporto caregiver-paziente e il fattore umano nell'assistenza sanitaria.

Sfide etiche e legali

Discussione dei dilemmi etici associati all'uso dell'IA nell'assistenza sanitaria.

La crescente integrazione dell'intelligenza artificiale (AI) nell'assistenza sanitaria solleva molti dilemmi etici complessi. Se da un lato l'AI può offrire vantaggi significativi, dall'altro solleva preoccupazioni sulla privacy dei dati, sulla responsabilità, sul processo decisionale autonomo e sulla fiducia nell'assistenza sanitaria. Ecco alcuni dei più importanti dilemmi etici legati all'uso dell'AI nell'assistenza sanitaria:

1. Riservatezza dei dati e privacy: l'AI richiede l'accesso a grandi quantità di dati medici per operare in modo efficace. Ciò solleva preoccupazioni sulla riservatezza delle informazioni mediche dei pazienti e sulla protezione della loro privacy. È fondamentale mettere in atto solide misure di sicurezza per prevenire le violazioni dei dati e garantire la protezione delle informazioni personali dei pazienti.

2. Pregiudizi algoritmici: gli algoritmi di IA sono addestrati su serie storiche di dati, che possono contenere pregiudizi sistemici basati su fattori come età, sesso, razza o etnia. Questo può portare a disuguaglianze nella diagnosi, nel trattamento e nei risultati sanitari. Monitorare e ridurre i pregiudizi nei modelli di AI è essenziale per garantire un'assistenza equa e non discriminatoria.

3. Responsabilità e autonomia decisionale: quando l'AI si fa carico di alcuni compiti clinici, la responsabilità delle decisioni sanitarie può essere diluita tra l'algoritmo e l'operatore sanitario. In caso di errore o problema, può essere difficile determinare chi è responsabile. Gli operatori sanitari dovranno sempre svolgere un ruolo attivo nel processo decisionale e la responsabilità dovrà essere chiaramente stabilita in caso di eventi avversi.

4. Mancanza di empatia e di comunicazione umana: l'AI può fornire risposte e raccomandazioni basate sui dati, ma non può sostituire l'empatia e la comunicazione umana. I pazienti hanno bisogno di interagire con assistenti compassionevoli e premurosi per sentirsi compresi e sostenuti emotivamente. È quindi essenziale trovare un equilibrio tra l'utilizzo dell'IA per migliorare l'assistenza e il mantenimento di un approccio umano nel rapporto assistente-paziente.

5. Autonomia del paziente: L'AI può fornire raccomandazioni terapeutiche personalizzate, ma questo può anche sollevare questioni sull'autonomia del paziente. Alcuni pazienti possono sentirsi privi di potere se le scelte terapeutiche sono fortemente influenzate dagli algoritmi. È importante consentire ai pazienti di partecipare attivamente alle decisioni sulla loro salute e sul loro trattamento.

6. Disuguaglianze nell'accesso alle tecnologie AI: le tecnologie AI possono essere costose da implementare e mantenere. Questo può portare a disuguaglianze nell'accesso all'assistenza sanitaria avanzata basata sull'IA, in particolare nelle regioni o comunità svantaggiate. È fondamentale garantire che l'IA non aumenti il divario tra i pazienti e che venga utilizzata in modo equo e inclusivo.

In sintesi, l'uso dell'IA nell'assistenza sanitaria offre interessanti opportunità per migliorare l'assistenza, l'accuratezza diagnostica e l'efficacia del trattamento. Tuttavia, risolvere i dilemmi etici associati all'IA è essenziale per garantire un'assistenza equa, trasparente e incentrata sul paziente. La considerazione delle questioni etiche fin dall'inizio e l'uso responsabile dell'IA sono essenziali per massimizzare i suoi benefici e minimizzare i suoi potenziali rischi.

Proteggere la privacy del paziente e proteggere i dati sanitari.

La protezione della privacy dei pazienti e la sicurezza dei dati sanitari sono preoccupazioni fondamentali quando si utilizza l'intelligenza artificiale (AI) nel settore sanitario. I dati medici sono estremamente sensibili e contengono informazioni personali e mediche riservate sui pazienti. Ecco alcune misure chiave per garantire la privacy e la sicurezza dei dati sanitari nel contesto dell'AI nell'assistenza sanitaria:

1. Consenso informato: prima di raccogliere, elaborare o utilizzare i dati dei pazienti, è essenziale ottenere il consenso informato dei pazienti. I pazienti devono essere informati in modo chiaro e trasparente su come verranno utilizzati i loro dati, sul motivo per cui sono necessari e su come verranno protetti.

2. Anonimizzazione e pseudonimizzazione dei dati: Prima di essere utilizzati per addestrare gli algoritmi di AI, i dati medici possono essere anonimizzati o pseudonimizzati per evitare l'identificazione diretta dei pazienti. Questo riduce notevolmente il rischio di divulgazione involontaria di dati sensibili.

3. Crittografia dei dati: I dati sanitari devono essere archiviati e trasmessi in modo sicuro, utilizzando solidi protocolli di crittografia. Ciò impedisce a qualsiasi persona non autorizzata di accedere alle informazioni sensibili in caso di violazione o intrusione.

4. Accesso limitato e controllo degli accessi: gli operatori sanitari e i ricercatori che utilizzano i dati sanitari devono avere un accesso limitato solo alle informazioni necessarie per i loro compiti specifici. Deve essere previsto un rigoroso controllo dell'accesso per garantire che solo le persone autorizzate possano accedere ai dati.

5. Sicurezza dei dispositivi e della rete: i dispositivi e le reti utilizzati per archiviare ed elaborare i dati sanitari devono essere sicuri e protetti dagli attacchi informatici. Aggiornamenti regolari, firewall e software antivirus sono essenziali per prevenire le violazioni della sicurezza.

6. Formazione e sensibilizzazione: è essenziale una formazione regolare del personale medico e degli operatori sanitari sulle migliori pratiche di protezione dei dati e di sicurezza informatica. La sensibilizzazione sui rischi della sicurezza aiuta a ridurre al minimo gli errori umani che possono portare a violazioni dei dati.

7. Conformità normativa: i sistemi di IA sanitaria devono essere conformi alle leggi e ai regolamenti sulla protezione dei dati e sulla privacy, come il Regolamento generale sulla protezione dei dati (GDPR) in Europa o le norme HIPAA negli Stati Uniti.

8. Monitoraggio e auditing: devono essere effettuati un monitoraggio continuo e audit regolari per rilevare anomalie e attività sospette, garantendo così una risposta rapida in caso di violazione della sicurezza.
Implementando queste misure, le istituzioni e i fornitori di servizi sanitari possono rafforzare la protezione della privacy dei pazienti e garantire la sicurezza dei dati sanitari quando utilizzano l'AI. L'obiettivo è garantire che i benefici dell'IA nell'assistenza sanitaria siano raggiunti senza compromettere la fiducia del pubblico nella sicurezza e nella riservatezza delle proprie informazioni mediche.

Responsabilità per errori o interpretazioni errate dell'IA.

La responsabilità per gli errori o le interpretazioni errate dell'intelligenza artificiale (AI) è un argomento complesso e cruciale da affrontare quando l'AI viene utilizzata nell'assistenza sanitaria. Poiché l'AI prende sempre più spesso decisioni cliniche e fornisce raccomandazioni mediche, è importante determinare chi è responsabile in caso di errore o di esito negativo. Ecco alcuni aspetti chiave della responsabilità legata all'IA nell'assistenza sanitaria:

1. Responsabilità condivisa: La responsabilità dell'assistenza sanitaria che coinvolge l'IA deve essere condivisa tra l'IA stessa, gli sviluppatori dell'algoritmo, i produttori del sistema di IA e gli operatori sanitari che utilizzano l'IA. Ogni parte deve assumersi la propria parte di responsabilità in base al proprio ruolo e alle proprie azioni.

2. Sviluppatori di AI: i progettisti e gli sviluppatori di algoritmi di AI hanno la responsabilità di creare modelli affidabili e sicuri. Ciò significa implementare test rigorosi, identificare e mitigare i potenziali pregiudizi e garantire che l'IA operi in modo trasparente e nel rispetto degli standard etici e normativi.

3. Produttori di sistemi AI: i produttori di sistemi AI devono garantire l'affidabilità, la sicurezza e la conformità dei loro prodotti. Devono anche fornire aggiornamenti regolari per correggere gli errori e le vulnerabilità scoperte.

4. Operatori sanitari: gli operatori sanitari che utilizzano l'IA hanno la responsabilità di comprendere i limiti dell'IA, di convalidare i risultati forniti dall'IA e di prendere decisioni informate in base alla loro esperienza clinica. Devono inoltre segnalare qualsiasi problema o risultato inatteso legato all'uso dell'IA.

5. Trasparenza e spiegazione: l'AI deve essere trasparente nel suo funzionamento e nel modo in cui giunge alle sue conclusioni. I meccanismi decisionali dell'IA devono essere comprensibili agli operatori sanitari, in modo che possano interpretare correttamente i risultati e prendere decisioni informate.

6. Assicurazione e copertura degli errori: quando l'IA viene utilizzata per prendere decisioni mediche, è importante disporre di polizze assicurative adeguate per coprire gli errori o gli esiti avversi che possono verificarsi a causa dell'uso dell'IA.

7. Trasparenza nell'uso dell'IA: le istituzioni e i fornitori di servizi sanitari devono essere trasparenti con i pazienti sull'uso dell'IA nelle loro cure. I pazienti devono essere informati quando l'IA è coinvolta nella diagnosi o nel trattamento, e devono poter porre domande sul suo ruolo nell'assistenza medica.

La responsabilità per errori o interpretazioni errate dell'IA è un'area in continua evoluzione. È essenziale sviluppare linee guida e politiche chiare per chiarire i ruoli e le responsabilità di ogni parte coinvolta nell'uso dell'IA nell'assistenza sanitaria. È necessario un approccio collaborativo che coinvolga gli sviluppatori di IA, gli operatori sanitari, le autorità di regolamentazione e i pazienti, per garantire che l'IA sia utilizzata in modo responsabile e sicuro, massimizzando i suoi benefici per migliorare l'assistenza sanitaria.

Verso una coesistenza armoniosa

Riflettere sui vantaggi della collaborazione tra AI e assistenti umani.

La convivenza tra l'intelligenza artificiale (AI) e il caregiver umano offre una moltitudine di vantaggi che possono trasformare positivamente il settore dell'assistenza sanitaria. Piuttosto che sostituire completamente l'assistente umano, l'AI può essere utilizzata come strumento complementare per migliorare le capacità e le prestazioni dell'assistente. Ecco una riflessione sui vantaggi di questa convivenza:

1. Maggiore accuratezza ed efficienza: l'AI può analizzare grandi quantità di dati medici in tempi record, aiutando Il Caregiver a ottenere informazioni accurate e a prendere decisioni informate. Questo può portare a diagnosi più accurate, piani di trattamento personalizzati e una gestione più efficiente dell'assistenza.

2. Rilevamento precoce della malattia: L'AI può aiutare a identificare i primi segni di malattia o di potenziali complicazioni, analizzando i dati dei pazienti. Ciò consente una diagnosi precoce, che è fondamentale per migliorare le possibilità di guarigione e prevenire la progressione di alcune malattie.

3. Miglioramento del processo decisionale: l'AI può fornire informazioni basate sull'evidenza ai caregiver, consentendo loro di prendere decisioni più informate e istruite. Questo rafforza la loro competenza clinica e migliora la qualità complessiva dell'assistenza fornita.

4. Automazione di compiti ripetitivi: l'AI può farsi carico di alcuni compiti amministrativi e ripetitivi, permettendo agli assistenti di concentrarsi maggiormente sull'interazione con i pazienti e sugli aspetti più clinici del trattamento.

5. Supporto emotivo ed empatia: sebbene l'AI non possa esprimere emozioni, può essere utilizzata per fornire un supporto emotivo di base ai pazienti, ad esempio informandoli sul loro stato di salute, rispondendo alle loro domande o ricordando loro di prendere i farmaci. Questo può alleggerire il carico emotivo del personale di assistenza e migliorare l'esperienza complessiva del paziente.

6. Formazione e istruzione: l'AI può essere utilizzata nei programmi di formazione medica per simulare scenari clinici complessi, aiutando gli studenti e gli assistenti a sviluppare le loro abilità e competenze.

7. Monitoraggio e gestione dell'assistenza: l'AI può monitorare i segni vitali e i dati sanitari dei pazienti in tempo reale, consentendo una gestione proattiva dell'assistenza e un intervento rapido quando necessario.

8. Medicina di precisione: l'AI può essere utilizzata per analizzare i dati genetici e clinici dei pazienti per fornire trattamenti più mirati e personalizzati.
Combinando i punti di forza dell'AI e del caregiver umano, è possibile migliorare in modo significativo la qualità, l'efficienza e l'accessibilità dell'assistenza sanitaria. L'AI può liberare tempo e risorse per gli assistenti, consentendo loro di concentrarsi su aspetti più complessi e relazionali dell'assistenza. In definitiva, la convivenza dell'IA e dell'assistente umano può contribuire a un'assistenza sanitaria più efficiente, accurata e incentrata sul paziente, preservando l'essenza stessa della relazione assistente-paziente e l'importanza dell'umanità nell'assistenza sanitaria.

L'importanza dell'intelligenza emotiva e delle competenze umane nell'assistenza sanitaria.

L'intelligenza emotiva e le competenze umane svolgono un ruolo fondamentale e insostituibile nell'assistenza sanitaria. Sebbene l'intelligenza artificiale (AI) offra capacità tecnologiche avanzate, non può sostituire la dimensione umana ed emotiva, che è essenziale nella relazione medico-paziente. Ecco l'importanza dell'intelligenza emotiva e delle competenze umane nell'assistenza sanitaria:

1. Empatia e comprensione: l'empatia è la capacità di mettersi nei panni del paziente, di comprendere le sue emozioni, paure e preoccupazioni. I caregiver con intelligenza emotiva possono stabilire un legame profondo con i pazienti, favorendo un clima di fiducia e comprensione reciproca.

2. Sostegno emotivo: i pazienti possono vivere momenti di vulnerabilità, paura o tristezza. La presenza di un assistente caloroso e premuroso può fornire conforto emotivo e migliorare il benessere generale del paziente.

3. Comunicazione efficace: la comunicazione è un pilastro essenziale dell'assistenza sanitaria. I caregiver con un'elevata intelligenza emotiva possono comunicare con compassione e chiarezza, consentendo loro di informare meglio i pazienti sulle loro condizioni, sui trattamenti e sulle decisioni.

4. Rapporto di fiducia: le competenze umane e l'intelligenza emotiva sono al centro della costruzione di un rapporto di fiducia tra assistente e paziente. Questa fiducia facilita la collaborazione e l'adesione del paziente al piano terapeutico, che a sua volta migliora i risultati di salute.

5. Gestione dello stress e del lutto: nei momenti difficili, come una diagnosi grave o un lutto, le capacità umane del caregiver sono fondamentali per fornire un supporto emotivo ai pazienti e alle loro famiglie.

6. Adattabilità alle esigenze individuali: ogni paziente è unico, con le proprie esperienze di vita e preferenze. Gli assistenti emotivamente intelligenti possono adattarsi alle esigenze individuali di ogni paziente e personalizzare il loro approccio all'assistenza.

7. Decisione etica: le competenze umane aiutano gli assistenti ad affrontare i dilemmi etici in modo ponderato e a prendere decisioni basate sul benessere del paziente e sul rispetto dei suoi valori.

8. Gestione dei conflitti e delle tensioni: le capacità di gestione dei conflitti e delle tensioni consentono agli assistenti di gestire le situazioni di stress con calma e professionalità.

In sintesi, l'intelligenza emotiva e le competenze umane sono essenziali nell'assistenza sanitaria, in quanto promuovono un approccio incentrato sul paziente e basato su compassione, empatia e comprensione. Mentre l'AI continua ad evolversi e ad integrarsi nell'assistenza sanitaria, è essenziale riconoscere che la presenza umana e calorosa degli assistenti rimarrà insostituibile nel fornire un'assistenza completa, premurosa e olistica. La convivenza armoniosa di AI e competenze umane è la chiave per garantire un'assistenza sanitaria di alta qualità, incentrata sul paziente e adattata alle esigenze individuali.

Proposte per integrare con successo l'IA nelle pratiche assistenziali esistenti.

Per integrare con successo l'intelligenza artificiale (AI) nelle pratiche sanitarie esistenti, è essenziale seguire alcune proposte e best practice. Ecco alcune idee per un'integrazione di successo dell'IA nell'assistenza sanitaria:

1. Formazione degli operatori sanitari: una formazione adeguata degli operatori sanitari sull'uso dell'IA è essenziale. Devono capire come interagire con l'IA, interpretarne i risultati e prendere decisioni informate sulla base delle informazioni fornite dall'IA.

2. Collaborazione tra AI e operatori sanitari: è importante promuovere una cultura di collaborazione tra AI e operatori sanitari. L'AI non deve essere vista come un'entità separata, ma piuttosto come uno strumento per supportare Il Caregiver nelle sue decisioni e nella sua pratica.

3. Convalida e trasparenza: i modelli di IA utilizzati nell'assistenza sanitaria devono essere rigorosamente convalidati per garantirne l'accuratezza e l'affidabilità. Inoltre, la trasparenza è essenziale per consentire agli operatori sanitari di capire come l'IA prende le decisioni e di fidarsi dei suoi risultati.

4. Integrazione graduale: l'integrazione dell'IA nelle pratiche sanitarie esistenti deve avvenire in modo graduale e incrementale. Iniziare con casi d'uso semplici e ben definiti permette agli operatori sanitari di abituarsi a usare l'IA prima di adottare applicazioni più complesse.

5. Rispetto dell'etica e della riservatezza: è essenziale rispettare gli standard etici e normativi in termini di protezione dei dati e riservatezza dei pazienti. I dati sanitari devono essere conservati ed elaborati in modo sicuro e i pazienti devono essere informati sull'uso dell'IA nella loro assistenza medica.

6. Valutazione continua delle prestazioni: è importante monitorare continuamente le prestazioni dell'AI e apportare modifiche in base al feedback degli operatori sanitari e ai risultati clinici. L'IA deve evolvere in linea con le esigenze e i requisiti mutevoli delle pratiche di cura.

7. Approccio centrato sul paziente: L'integrazione dell'AI deve sempre essere centrata sul paziente. L'obiettivo primario deve essere quello di migliorare i risultati sanitari e l'esperienza complessiva del paziente. L'assistenza sanitaria deve rimanere incentrata sull'uomo, tenendo conto delle esigenze e delle preferenze individuali di ciascun paziente.

8. Collaborazione con gli sviluppatori di AI: gli operatori sanitari devono lavorare a stretto contatto con gli sviluppatori di AI per fornire un feedback sulle esigenze cliniche specifiche e sui miglioramenti desiderati. Questa collaborazione assicura che l'IA risponda veramente alle esigenze di assistenti e pazienti.

Seguendo queste proposte, l'integrazione dell'IA nelle pratiche assistenziali esistenti può avere successo. L'IA può essere utilizzata in modo responsabile ed efficace per migliorare l'assistenza sanitaria, preservando l'importanza dell'intelligenza emotiva e delle competenze umane nel rapporto assistente-paziente. La convivenza armoniosa tra AI e assistenti umani è la chiave per fornire un'assistenza sanitaria di qualità superiore, basata sulla tecnologia avanzata e sulla compassione umana.

In viaggio
verso il futuro

Proiezioni sull'evoluzione dell'IA nell'assistenza sanitaria.

Le proiezioni sull'evoluzione dell'intelligenza artificiale (AI) nell'assistenza sanitaria sono promettenti e indicano un futuro ricco di possibilità. Ecco alcune proiezioni su come l'IA potrebbe evolvere nell'assistenza sanitaria:

1. Medicina di precisione avanzata: l'AI continuerà a migliorare la medicina di precisione analizzando enormi insiemi di dati, come il genoma del paziente, la storia medica e i dati di laboratorio. Ciò consentirà un migliore orientamento dei trattamenti e un'assistenza personalizzata per ogni individuo.

2. Diagnosi precoce delle malattie: grazie all'apprendimento automatico e all'analisi delle immagini mediche, l'AI sarà in grado di individuare i precursori delle malattie in una fase precoce, consentendo un trattamento più rapido ed efficace.

3. Robot medici più avanzati: I robot medici abilitati all'AI continueranno a svilupparsi e ad assistere i chirurghi in interventi più complessi, riducendo i rischi e migliorando la precisione delle procedure chirurgiche.

4. Sistemi sanitari intelligenti: Gli ospedali e i centri sanitari potrebbero adottare sistemi sanitari intelligenti basati sull'AI per migliorare la gestione dei pazienti, la pianificazione delle risorse, l'ottimizzazione del flusso di lavoro e il processo decisionale clinico.

5. Chatbot sanitari avanzati: I chatbot sanitari diventeranno più sofisticati, in grado di fornire risposte più precise e personalizzate alle domande mediche dei pazienti, offrendo un ulteriore supporto fuori orario.

6. Rivoluzione nella ricerca medica: l'AI accelererà la ricerca medica analizzando rapidamente vasti set di dati per identificare nuovi farmaci, trattamenti innovativi e strade promettenti per la cura di alcune malattie.

7. Prevenzione delle epidemie: L'AI sarà utilizzata per monitorare i dati epidemiologici in tempo reale e prevenire la diffusione di malattie infettive, identificando rapidamente i focolai e adottando misure preventive.

8. Sistemi di supporto alle decisioni cliniche: i sistemi di supporto alle decisioni cliniche basati sull'AI saranno ampiamente utilizzati per fornire raccomandazioni in tempo reale agli operatori sanitari quando prendono decisioni cliniche complesse.

9. Analisi avanzata dei dati sanitari: l'AI consentirà un'analisi più avanzata dei dati sanitari, identificando tendenze e fattori di rischio precedentemente inosservati, aprendo la strada a nuovi approcci preventivi e terapeutici.

10. Integrazione perfetta dell'IA: nel corso del tempo, l'IA si integrerà sempre più perfettamente nelle pratiche sanitarie, diventando parte integrante del flusso di lavoro dei professionisti della salute, senza interrompere la relazione operatore-paziente.

Tuttavia, è importante riconoscere che l'evoluzione dell'IA nell'assistenza sanitaria richiederà anche una riflessione continua su questioni etiche, sicurezza dei dati, responsabilità ed equità. È essenziale garantire che l'integrazione dell'IA avvenga in modo responsabile, incentrato sul paziente e in collaborazione con gli operatori sanitari, al fine di massimizzare i benefici di questa tecnologia, riducendo al minimo i rischi potenziali.

Quali funzioni potrebbero essere completamente automatizzate e quali compiti richiederanno ancora la presenza umana?

Alcune funzioni sanitarie potrebbero essere completamente automatizzate grazie all'intelligenza artificiale (AI) e alla robotica, mentre altri compiti richiederanno sempre la presenza umana. Ecco alcuni esempi di funzioni che possono essere automatizzate e di compiti che richiederanno sempre la presenza e l'intervento umano:

Funzioni che possono essere automatizzate :
- **Analisi delle immagini mediche:** l'AI può analizzare immagini mediche, come radiografie, risonanze magnetiche e scansioni, per rilevare anomalie o patologie.

- **Analisi dei dati sanitari:** l'AI può elaborare e analizzare grandi quantità di dati sanitari per identificare tendenze, fattori di rischio e correlazioni.
- **Gestione delle cartelle cliniche:** i sistemi di AI possono essere utilizzati per gestire e organizzare in modo più efficiente le cartelle cliniche dei pazienti.

- **Assistenza con le prescrizioni mediche:** l'AI può consigliare trattamenti o farmaci appropriati in base all'anamnesi del paziente e ai dati disponibili.

- **Monitoraggio dei pazienti:** I dispositivi AI possono monitorare i segni vitali dei pazienti in tempo reale e avvisare il personale medico di eventuali anomalie.

- **Triage dei pazienti:** L'AI può aiutare i pazienti a fare il triage in base alla gravità della loro condizione e a dare priorità alle cure.

Compiti che richiedono la presenza umana :

• **Il rapporto carer-paziente:** Il rapporto umano tra badante e paziente è essenziale per creare fiducia, offrire sostegno emotivo e fornire un'assistenza olistica.

• **Diagnosi complesse:** le diagnosi complesse e le situazioni cliniche insolite richiedono l'esperienza e l'intuizione di un professionista sanitario qualificato.

• **Comunicazione empatica:** la comunicazione empatica e la comprensione delle emozioni del paziente non possono essere sostituite da sistemi automatizzati.

• **Decisione etica:** i dilemmi etici nell'assistenza sanitaria richiedono una riflessione e un processo decisionale umano, tenendo conto dei valori e delle preferenze del paziente.

• **Coordinamento dell'assistenza:** il coordinamento tra i vari membri dell'équipe di cura e la pianificazione generale del trattamento richiedono competenze organizzative e relazionali specifiche degli operatori sanitari.

• **Cure palliative e di fine vita:** le cure palliative e le discussioni di fine vita richiedono una presenza umana compassionevole e un approccio sensibile al sostegno dei pazienti e delle loro famiglie.

• **Formazione e istruzione:** l'insegnamento, la formazione e il tutoraggio dei futuri professionisti dell'assistenza sanitaria richiedono interazione umana e competenza.

In breve, l'intelligenza artificiale ha il potenziale per trasformare molte funzioni e compiti dell'assistenza sanitaria, migliorando l'efficienza e l'accuratezza della diagnosi e del trattamento. Tuttavia, la presenza umana rimarrà essenziale per gli aspetti emotivi, etici e relazionali dell'assistenza sanitaria, assicurando che i pazienti ricevano un'assistenza completa, incentrata sull'uomo e rispettosa delle loro esigenze individuali. La chiave sta in una convivenza armoniosa tra i progressi tecnologici dell'IA e le competenze umane degli operatori sanitari.

Impatto potenziale sulla formazione sanitaria e sullo sviluppo professionale.

La crescente integrazione dell'intelligenza artificiale (AI) nell'assistenza sanitaria avrà un impatto significativo sulla formazione sanitaria e sull'evoluzione delle professioni mediche. Ecco alcuni punti chiave di questo impatto potenziale:

1. Più formazione sull'AI e sulla tecnologia: i programmi di formazione sanitaria dovranno incorporare più insegnamenti sull'AI, sull'apprendimento automatico, sull'analisi dei dati e sulla tecnologia medica. I futuri professionisti della sanità dovranno avere familiarità con questi strumenti per utilizzare efficacemente l'AI nella loro pratica.

2. Adattare i programmi di formazione: i programmi di formazione in medicina, infermiera e altre aree dell'assistenza sanitaria dovranno essere adattati per includere competenze specifiche legate all'IA, come interpretare i risultati dell'IA, lavorare con i sistemi di supporto decisionale clinico e gestire le tecnologie mediche intelligenti.

3. Sviluppo di nuove specializzazioni: l'emergere dell'IA nell'assistenza sanitaria potrebbe dare origine a nuove specializzazioni, come gli esperti di IA medica, gli specialisti di analisi dei dati sanitari e i professionisti della sanità specializzati nell'integrazione dell'IA nell'assistenza.

4. Necessità di competenze complementari: i futuri professionisti dell'assistenza sanitaria dovranno sviluppare competenze complementari, come la comprensione degli algoritmi dell'AI, l'etica dei dati sanitari e la capacità di lavorare in modo collaborativo con i sistemi automatizzati.

5. Ridefinizione dei ruoli tradizionali: con l'automazione di alcuni compiti, i ruoli tradizionali degli operatori sanitari potrebbero evolversi. Ad esempio, gli assistenti potrebbero concentrarsi maggiormente sugli aspetti emotivi e relazionali dell'assistenza, mentre l'IA si occuperebbe di alcuni compiti amministrativi e analitici.

6. Formazione continua: gli operatori sanitari praticanti dovranno anche sottoporsi a una formazione continua per tenersi aggiornati sui progressi tecnologici dell'IA e per sviluppare le competenze necessarie per utilizzarla in modo efficace.

7. Sviluppo di nuove competenze di gestione dei dati: Con l'AI, la quantità di dati generati nell'assistenza sanitaria aumenterà drasticamente. Gli operatori sanitari dovranno acquisire competenze nella gestione dei dati, nella protezione della privacy e nella sicurezza delle informazioni per gestire in modo responsabile questi enormi flussi di dati.

8. Collaborazione interdisciplinare: l'AI richiederà una collaborazione più stretta tra gli operatori sanitari e gli esperti di informatica, intelligenza artificiale e scienza dei dati. I team di cura potrebbero includere specialisti di AI che lavorano fianco a fianco con medici e infermieri.

In sintesi, l'integrazione dell'AI nell'assistenza sanitaria porterà a un'evoluzione delle professioni mediche e della formazione sanitaria. L'acquisizione di nuove competenze legate all'IA e alla tecnologia, così come lo sviluppo di specializzazioni emergenti, saranno necessari per consentire agli operatori sanitari di sfruttare appieno i vantaggi dell'IA, preservando al contempo l'importanza dell'intelligenza emotiva e delle competenze umane nel rapporto assistenza sanitaria-paziente. La formazione continua e l'adattabilità saranno la chiave del successo di questa transizione verso una pratica medica potenziata dall'AI.

Verso la medicina predittiva: come l'AI anticipa le esigenze sanitarie individuali

L'emergere della medicina predittiva

L'emergere della medicina predittiva segna un passo importante nell'evoluzione della medicina moderna. La medicina predittiva prevede l'utilizzo di dati clinici, genetici e ambientali per identificare i rischi potenziali di sviluppare determinate malattie o condizioni mediche in un individuo. Grazie ai progressi dell'intelligenza artificiale e dell'apprendimento automatico, la medicina predittiva è diventata una realtà, trasformando il modo in cui gli operatori sanitari affrontano la prevenzione e la gestione delle malattie.

I progressi nella raccolta e nell'analisi di grandi quantità di dati medici hanno aperto nuove opportunità per anticipare il rischio di malattia, anche prima della comparsa dei sintomi. La medicina predittiva si basa sulla capacità dell'AI di estrarre informazioni preziose da grandi insiemi di dati, tra cui la storia medica, le abitudini di vita, i fattori genetici c i dati ambientali. Questi dati vengono poi utilizzati per valutare il rischio di un individuo di sviluppare determinate malattie, come quelle cardiache, il diabete, il cancro, le malattie neurodegenerative e molte altre.

Le applicazioni pratiche della medicina predittiva sono numerose. Ad esempio, l'AI può essere utilizzata per analizzare i risultati dei test genetici e prevedere il rischio di sviluppare malattie ereditarie. Allo stesso modo, può aiutare a identificare i fattori di rischio specifici per un determinato paziente, tenendo conto del suo profilo genetico e della sua storia medica, al fine di proporre misure preventive personalizzate e piani di trattamento su misura.

Consentendo di individuare precocemente il rischio di malattia, la medicina predittiva offre numerosi vantaggi sia per i pazienti che per gli operatori sanitari. Permette di indirizzare gli interventi medici in modo più accurato, di prevenire l'insorgenza di malattie potenzialmente gravi e di incoraggiare un approccio preventivo alla salute. Inoltre, identificando i soggetti ad alto rischio, la medicina predittiva può contribuire a ridurre i costi dell'assistenza sanitaria, evitando trattamenti costosi e riducendo i ricoveri ospedalieri.

Tuttavia, l'emergere della medicina predittiva solleva anche importanti questioni etiche e sociali. La riservatezza dei dati genetici e medici è una questione cruciale, in quanto la divulgazione di tali informazioni potrebbe avere implicazioni sulla privacy e sulla potenziale discriminazione. Inoltre, deve essere garantito un accesso equo alla medicina predittiva, per evitare di esacerbare le disuguaglianze di salute.

In conclusione, l'emergere della medicina predittiva rappresenta un importante progresso nell'assistenza sanitaria. Grazie all'uso dell'AI per analizzare e sfruttare i dati medici, la medicina predittiva offre nuove prospettive per un approccio proattivo alla salute, identificando i rischi delle malattie prima che si manifestino clinicamente. Tuttavia, è essenziale un'implementazione responsabile della medicina predittiva, tenendo conto delle considerazioni etiche, della protezione della privacy e dell'equità nell'accesso all'assistenza sanitaria predittiva.

Big data e apprendimento automatico

I big data e l'apprendimento automatico sono due concetti chiave che hanno contribuito in modo significativo all'emergere dell'intelligenza artificiale (AI) e delle sue applicazioni in vari campi, compreso quello della salute.

Il termine 'big data' si riferisce alla raccolta massiccia di dati, spesso di grande varietà e velocità, provenienti da diverse fonti come cartelle cliniche elettroniche, dispositivi di monitoraggio medico, sensori indossabili, studi clinici, pubblicazioni scientifiche, social network e molti altri. Questi dati sono generalmente di volume così elevato da superare la capacità degli strumenti tradizionali di gestione dei dati di archiviarli, elaborarli e analizzarli in modo efficace. È qui che entrano in gioco i 'big data', che forniscono metodi e tecnologie per manipolare, analizzare e ricavare informazioni significative da queste vaste serie di dati.

L'apprendimento automatico è un ramo dell'AI che consente alle macchine di imparare dai dati senza essere programmate esplicitamente. Piuttosto che seguire istruzioni specifiche, gli algoritmi di apprendimento automatico utilizzano i dati per identificare modelli, relazioni e tendenze, e poi applicano questa conoscenza per fare previsioni o prendere decisioni. L'apprendimento automatico è particolarmente potente quando viene utilizzato con grandi quantità di dati, in quanto può scoprire modelli complessi e informazioni nascoste che sarebbero difficili da individuare con mezzi tradizionali.

Nel campo dell'assistenza sanitaria, l'uso combinato di big data e apprendimento automatico ha avuto un impatto considerevole. I sistemi di AI possono elaborare enormi quantità di dati medici per identificare modelli di comportamento e risposte al trattamento. Ad esempio, l'analisi dei big data combinata con l'apprendimento automatico può aiutare a prevedere il rischio di un individuo di sviluppare determinate malattie in base alle sue caratteristiche genetiche, alla sua storia medica e alle sue abitudini di vita.

Inoltre, i Big Data consentono di creare database medici centralizzati e interconnessi, che possono essere utilizzati per studi epidemiologici e ricerche cliniche su larga scala. Inoltre, facilita l'implementazione di programmi di medicina preventiva basati sull'evidenza, consentendo un trattamento personalizzato e precoce dei problemi di salute.

Tuttavia, l'uso dei big data e dell'apprendimento automatico in medicina solleva anche sfide significative, soprattutto in termini di privacy, sicurezza dei dati e pregiudizio algoritmico. È essenziale garantire che i dati medici siano gestiti in modo etico e sicuro e che gli algoritmi di apprendimento automatico siano rigorosamente convalidati per evitare discriminazioni o interpretazioni errate dei risultati.

In conclusione, il connubio tra big data e apprendimento automatico ha trasformato il modo in cui viene praticata la medicina. Queste tecnologie consentono di ricavare informazioni significative da vaste serie di dati medici, aprendo nuove prospettive per la medicina predittiva, la ricerca biomedica e il miglioramento della qualità dell'assistenza sanitaria. Tuttavia, il loro utilizzo deve essere accompagnato da una riflessione etica e responsabile, per garantire la loro integrazione positiva e vantaggiosa nel settore sanitario.

Prevedere le malattie genetiche

La previsione delle malattie genetiche è una delle aree più promettenti della medicina predittiva, resa possibile dai progressi della genomica e dell'intelligenza artificiale. Questo approccio mira a utilizzare le informazioni genetiche di un individuo per identificare il rischio di sviluppare determinate malattie ereditarie, anche prima della comparsa dei sintomi clinici.

71

Lo studio del genoma umano ha rivelato che molte malattie hanno una componente genetica che può predisporre alcuni individui a svilupparle. Le variazioni nei geni possono influenzare la suscettibilità di un individuo a una specifica malattia e alcune mutazioni genetiche possono essere fortemente associate a determinate patologie.

I progressi tecnologici nel sequenziamento del genoma hanno permesso un'analisi più rapida ed economica dei geni di un individuo. I sequenziatori di nuova generazione possono analizzare il DNA di un paziente per identificare le varianti genetiche che possono essere associate a malattie specifiche. Tuttavia, l'interpretazione di questi dati genomici complessi richiede approcci computazionali sofisticati, ed è qui che entra in gioco l'intelligenza artificiale, in particolare l'apprendimento automatico.
Gli algoritmi di apprendimento automatico possono analizzare grandi serie di dati genomici e profili di salute per identificare modelli e associazioni tra specifiche variazioni genetiche e particolari malattie. Combinando queste informazioni con altri dati medici, come l'anamnesi familiare, lo stile di vita e l'ambiente, diventa possibile prevedere il rischio di sviluppare una malattia genetica con maggiore precisione.

La previsione delle malattie genetiche può avere importanti implicazioni per la salute pubblica e individuale. Può consentire l'identificazione precoce di individui ad alto rischio, aprendo opportunità per una maggiore sorveglianza, misure preventive e interventi medici appropriati. Può anche aiutare le famiglie a prendere decisioni informate sulla pianificazione familiare e sui test genetici preconcezionali.

Tuttavia, è essenziale considerare le questioni etiche e sociali associate alla previsione delle malattie genetiche. La divulgazione dei rischi di malattie genetiche può sollevare preoccupazioni in merito allo stigma, alla discriminazione assicurativa e lavorativa, oltre a questioni di riservatezza e di consenso informato. È quindi fondamentale assicurare un approccio etico e responsabile all'uso della predizione delle malattie genetiche, garantendo il rispetto della privacy del paziente e fornendo un supporto adeguato all'interpretazione dei risultati.

In conclusione, la previsione delle malattie genetiche è un'applicazione promettente della medicina predittiva, resa possibile dall'integrazione del sequenziamento genomico e dell'intelligenza artificiale. Questo approccio offre il potenziale per l'identificazione precoce del rischio di malattie ereditarie e per un'assistenza personalizzata ai pazienti. Tuttavia, è necessario tenere conto di considerazioni etiche per garantire che questa tecnologia sia utilizzata in modo responsabile, benefico ed equo nell'assistenza sanitaria.

Sistemi di supporto alle decisioni cliniche

I Sistemi di Supporto alle Decisioni Cliniche (CDSS) sono strumenti informatici sofisticati che utilizzano l'intelligenza artificiale e le tecnologie di elaborazione dei dati per supportare gli operatori sanitari nel loro processo decisionale clinico. Questi sistemi mirano a fornire a medici, infermieri e altri operatori sanitari informazioni e raccomandazioni preziose basate su solide evidenze mediche, al fine di migliorare la qualità dell'assistenza e i risultati dei pazienti.

Il CFDS utilizza algoritmi sofisticati per analizzare grandi quantità di dati medici provenienti da diverse fonti, come cartelle cliniche elettroniche, risultati di laboratorio, immagini mediche, ricerche cliniche e protocolli di trattamento. Integrando questi dati, le FC possono fornire valutazioni e raccomandazioni più rapide e più accurate rispetto a quelle possibili con i mezzi tradizionali.

I vantaggi dei sistemi di supporto alle decisioni cliniche sono numerosi:

- **Accuratezza diagnostica:** le FC possono aiutare a stabilire una diagnosi più accurata, analizzando i sintomi del paziente e confrontandoli con i database di casi simili. Ciò consente di identificare meglio le malattie rare o complesse.

- **Ottimizzazione del trattamento:** analizzando i dati medici, le FC possono consigliare trattamenti specifici che hanno maggiori probabilità di successo per un determinato paziente, tenendo conto delle sue caratteristiche individuali e della sua storia medica.

- **Ridurre gli errori medici:** le FC possono rilevare le incongruenze nelle informazioni e nelle raccomandazioni mediche, aiutando a prevenire errori potenzialmente pericolosi.

- **Accesso a conoscenze mediche aggiornate:** I SADC sono regolarmente aggiornati con le ultime scoperte mediche e le migliori pratiche, consentendo agli operatori sanitari di accedere alle informazioni più aggiornate per prendere decisioni informate.

- **Migliorare l'efficienza dell'assistenza:** fornendo informazioni pertinenti e guidando gli operatori sanitari nel processo decisionale, le CFDC possono accelerare i tempi di diagnosi e trattamento, migliorando così l'efficienza dell'assistenza.

- **Razionalizzazione delle risorse:** le CFDC possono aiutare a ottimizzare l'uso delle risorse mediche, identificando i trattamenti più appropriati ed evitando quelli inutili o inefficaci.

Tuttavia, è essenziale notare che i sistemi di supporto alle decisioni cliniche non devono essere utilizzati come sostituti dei professionisti della sanità. Piuttosto, dovrebbero essere visti come strumenti complementari che forniscono informazioni aggiuntive per aiutare i medici nel loro processo decisionale.

Il successo dell'integrazione degli ADAS nella pratica clinica richiede un'adeguata formazione degli operatori sanitari, affinché comprendano il funzionamento dei sistemi e sappiano interpretare i risultati. Inoltre, occorre tenere conto di considerazioni etiche, in particolare per quanto riguarda la riservatezza dei dati dei pazienti e la responsabilità in caso di errori di IA.

In conclusione, i sistemi di supporto alle decisioni cliniche rappresentano un importante progresso nell'assistenza sanitaria, fornendo informazioni preziose per migliorare il processo decisionale clinico, ottimizzare i trattamenti e ridurre gli errori medici. Con un uso responsabile ed etico, questi sistemi possono contribuire a migliorare la qualità delle cure e i risultati dei pazienti.

Anticipazione di epidemie e focolai

La previsione di epidemie e focolai è un'altra promettente area di applicazione dell'intelligenza artificiale (AI) nell'assistenza sanitaria. Grazie all'uso dell'AI e all'analisi massiva dei dati, i focolai di malattie infettive possono essere monitorati, rilevati e previsti in modo più rapido e preciso che mai.
Tradizionalmente, la sorveglianza delle epidemie si affidava a sistemi di sanità pubblica che raccoglievano dati da cliniche, laboratori e ospedali, ma questi metodi potevano essere lenti e non sempre coprivano grandi aree geografiche. L'Intelligenza Artificiale, invece, consente di

raccogliere, analizzare e correlare rapidamente grandi quantità di dati in tempo reale, provenienti da più fonti, come dati geografici, social media, ricerche online, dati sulla mobilità e cartelle cliniche elettroniche.

Ecco alcuni dei modi in cui l'AI sta aiutando ad anticipare epidemie e focolai:

- **Rilevamento precoce: gli** algoritmi di apprendimento automatico possono analizzare i dati in tempo reale per rilevare i primi segnali di un'epidemia, come un aumento dei casi di malattie specifiche o sintomi insoliti segnalati dai pazienti.

- **Previsione delle tendenze:** l'AI può analizzare i dati storici delle epidemie passate per identificare le tendenze e i modelli di diffusione, rendendo possibile prevedere le aree geografiche che potrebbero essere colpite da un'epidemia futura.

- **Sorveglianza geografica:** l'AI può monitorare i movimenti delle popolazioni in tempo reale utilizzando i dati di localizzazione e mobilità, aiutando a tracciare la diffusione delle malattie e a prevederne la diffusione in altre regioni.

- **Analisi dei social media: le** pubblicazioni sui social network possono fornire informazioni su sintomi, epidemie locali e comportamenti a rischio. L'AI può analizzare questi dati per individuare i segnali di allarme precoci.

- **Modellazione della diffusione:** l'AI può essere utilizzata per costruire modelli di diffusione della malattia, tenendo conto di fattori come i tassi di trasmissione, le caratteristiche del virus e i fattori ambientali.

L'utilizzo dell'AI per anticipare le epidemie e i focolai consente alle autorità sanitarie di adottare più rapidamente misure preventive, come l'isolamento delle persone infette, il monitoraggio dei contatti, la distribuzione di vaccini e la fornitura di avvisi precoci alle popolazioni a rischio. Questi interventi rapidi possono contribuire a ridurre la diffusione delle malattie e a mitigare l'impatto delle epidemie sulla salute pubblica.

Tuttavia, è importante riconoscere che l'AI non è infallibile e che ci sono delle sfide nell'utilizzo di queste tecnologie. Ad esempio, ci possono essere dei pregiudizi nei dati di formazione degli algoritmi, che possono portare a previsioni imprecise o a falsi allarmi. Inoltre, la riservatezza e la privacy dei pazienti devono essere prese in considerazione quando si raccolgono e si utilizzano i dati sanitari.

In conclusione, l'IA svolge un ruolo chiave nell'anticipare le epidemie e i focolai, consentendo la sorveglianza in tempo reale e l'analisi rapida dei dati sanitari. Grazie all'AI, le autorità sanitarie possono adottare misure preventive più efficaci per contenere la diffusione delle malattie infettive e proteggere la salute pubblica. Tuttavia, è importante gestire in modo responsabile le sfide associate all'uso dell'IA nella sorveglianza epidemiologica, assicurando che i benefici per la salute pubblica siano bilanciati con le preoccupazioni etiche e di privacy dei dati.

La sfida dell'etica e della riservatezza

Lo sviluppo e l'uso dell'intelligenza artificiale (AI) nell'assistenza sanitaria solleva questioni etiche e sfide di privacy dei dati. Sebbene l'AI offra molte opportunità per migliorare l'assistenza sanitaria, è essenziale considerare le implicazioni etiche per garantire un uso responsabile e rispettoso dei dati medici sensibili.

Ecco alcune delle principali sfide etiche e di privacy associate all'uso dell'IA nell'assistenza sanitaria:

- **Privacy dei dati:** Una delle preoccupazioni più significative associate all'uso dell'AI nell'assistenza sanitaria è la riservatezza dei dati dei pazienti. I sistemi di AI spesso richiedono dati medici sensibili, come cartelle cliniche, immagini mediche e risultati di test genetici. È fondamentale garantire che questi dati siano archiviati, trasferiti ed elaborati in modo sicuro, per evitare qualsiasi accesso non autorizzato o violazione della privacy.

- **Consenso informato:** l'uso dei dati medici per l'IA solleva questioni relative al consenso informato dei pazienti. I pazienti devono essere informati in modo chiaro e comprensibile su come i loro dati saranno utilizzati per l'IA e devono avere la possibilità di dare il consenso informato per partecipare a queste iniziative.

- **Pregiudizi algoritmici: gli** algoritmi di AI possono essere soggetti a pregiudizi, in quanto si basano su dati storici che possono riflettere disuguaglianze o pregiudizi esistenti nell'assistenza sanitaria. Questo può portare a decisioni ingiuste o a raccomandazioni di trattamenti differenziati per alcuni gruppi di pazienti. È essenziale garantire che gli algoritmi siano progettati per evitare qualsiasi potenziale pregiudizio e per essere equi a tutti i pazienti.

- **Trasparenza e spiegabilità: i** sistemi di IA complessi possono essere difficili da capire e spiegare, il che può causare problemi agli operatori sanitari e ai pazienti. Per ottenere la fiducia degli utenti, è fondamentale che i sistemi di IA siano trasparenti e che le decisioni che prendono siano spiegate in modo chiaro e comprensibile.

- **Responsabilità e rendicontazione:** l'IA non può essere ritenuta responsabile delle sue decisioni; la responsabilità spetta sempre ai progettisti e agli utenti dei sistemi. È quindi essenziale che vengano messi in atto meccanismi di responsabilità per garantire che l'IA venga utilizzata in modo etico e in linea con la migliore pratica medica.

- **Incertezza e rischi:** l'AI può assistere il processo decisionale medico, ma non può sostituire l'esperienza e il giudizio clinico degli operatori sanitari. Errori o interpretazioni errate dei risultati dell'IA possono avere gravi conseguenze per i pazienti. È quindi importante riconoscere i limiti dell'IA e mettere in atto meccanismi per mitigare i rischi potenziali.

In conclusione, l'IA offre grandi opportunità per migliorare l'assistenza sanitaria, ma pone anche significative sfide etiche e di riservatezza. È essenziale garantire che i dati medici siano utilizzati in modo responsabile, etico e sicuro e che le decisioni prese dall'IA siano trasparenti e spiegabili. Affrontando queste questioni etiche e garantendo un uso responsabile dell'IA, possiamo trarre il massimo vantaggio da questa tecnologia per migliorare l'assistenza sanitaria, proteggendo al contempo la riservatezza e la dignità dei pazienti.

Limiti e considerazioni dell'IA predittiva

L'IA predittiva offre molte opportunità interessanti per migliorare l'assistenza sanitaria, ma presenta anche limitazioni e considerazioni importanti che devono essere prese in considerazione quando la si utilizza in campo medico. Ecco alcune delle principali limitazioni e considerazioni dell'IA predittiva:

- **Qualità dei dati:** L'efficacia dell'AI predittiva dipende in gran parte dalla qualità dei dati utilizzati per addestrare gli algoritmi. Se i dati sono incompleti, imprecisi o distorti, le previsioni dell'AI possono essere compromesse. È quindi essenziale garantire che i dati medici utilizzati siano affidabili, completi e rappresentativi della popolazione interessata.

- **Limiti delle previsioni:** Sebbene l'AI predittiva possa fornire stime probabili dei rischi di malattia o degli esiti medici, non può prevedere il futuro con certezza. Le previsioni dell'AI si basano su probabilità e tendenze storiche, il che significa che c'è sempre un margine di incertezza. I medici dovrebbero quindi considerare queste previsioni come strumenti aggiuntivi per aiutare il processo decisionale, piuttosto che come risultati definitivi.

- **Problema della sovradiagnosi e del sovratrattamento:** L'uso dell'AI predittiva per rilevare i rischi di malattia può portare a un problema di sovradiagnosi, ossia la diagnosi di malattie che potrebbero non essersi mai manifestate clinicamente. Questo può portare a trattamenti inutili o inappropriati, mettendo a rischio la salute dei pazienti. È essenziale trovare un equilibrio tra la diagnosi precoce della malattia e il rischio di sovra-trattamento.

- **Pregiudizio algoritmico:** gli algoritmi di IA predittiva possono essere distorti a seconda dei dati su cui vengono addestrati. Se i dati utilizzati per addestrare l'AI sono distorti, ciò può portare a previsioni ingiuste o discriminatorie per alcuni gruppi di pazienti. È quindi essenziale monitorare e correggere i potenziali pregiudizi negli algoritmi per garantire l'equità delle previsioni.

- **Costi e accessibilità:** l'implementazione dei sistemi di IA predittiva può essere costosa, il che può limitarne l'accesso alle strutture sanitarie meno dotate finanziariamente. Affinché l'IA predittiva venga adottata su larga scala, è necessario ridurre i costi e renderla accessibile alle strutture sanitarie di tutte le dimensioni.

- **Privacy e sicurezza dei dati:** L'uso dell'AI predittiva comporta la raccolta e l'elaborazione di grandi quantità di dati medici sensibili. È essenziale garantire che questi dati siano protetti e assicurati contro qualsiasi accesso non autorizzato o violazione della privacy del paziente.

In conclusione, sebbene l'IA predittiva offra molte opportunità per migliorare l'assistenza sanitaria, presenta anche importanti limitazioni e considerazioni. È essenziale prendere in considerazione questi fattori quando si utilizza l'IA predittiva nella pratica clinica, assicurandosi che i dati utilizzati siano di alta qualità, che le previsioni siano interpretate con cautela e che si adottino misure per garantire l'equità, la riservatezza e la sicurezza dei dati dei pazienti. Con un approccio responsabile ed etico, l'AI predittiva può essere un potente strumento per migliorare l'assistenza sanitaria e i risultati dei pazienti.

Il futuro della medicina predittiva

Il futuro della medicina predittiva è estremamente luminoso e l'intelligenza artificiale (AI) giocherà un ruolo sempre più vitale in questo sviluppo. Con l'avanzare della tecnologia, possiamo aspettarci che la medicina predittiva diventi parte integrante dell'assistenza sanitaria, offrendo vantaggi significativi sia ai pazienti che agli operatori sanitari.

Ecco alcune delle prospettive future della medicina predittiva:

- **Prevenzione e medicina personalizzata:** l'intelligenza artificiale predittiva consentirà di identificare con maggiore precisione le persone a rischio di sviluppare determinate malattie, aprendo opportunità di prevenzione mirata e personalizzata. I pazienti potranno beneficiare di raccomandazioni sullo stile di vita e di trattamenti specifici basati sul loro profilo genetico e sul rischio individuale.

- **Rilevazione precoce della malattia:** l'AI permetterà di rilevare i primi segni della malattia, anche prima della comparsa dei sintomi clinici. Ciò consentirà un intervento rapido e precoce, migliorando le possibilità di recupero e riducendo le complicazioni a lungo termine.

- **Trattamento personalizzato:** L'AI permetterà di prevedere la risposta individuale di un paziente a un determinato trattamento, tenendo conto delle sue caratteristiche genetiche e fisiologiche. Questo porterà a una medicina più personalizzata, con trattamenti su misura per le esigenze specifiche di ogni paziente.

- **Migliori risultati per i pazienti cronici:** anche i pazienti affetti da malattie croniche beneficeranno dell'IA predittiva, che consentirà loro di monitorare i cambiamenti del loro stato di salute in tempo reale e di adattare i trattamenti in base alle fluttuazioni delle loro condizioni.

- **Monitoraggio della salute pubblica:** l'AI predittiva svolgerà un ruolo cruciale nel monitoraggio delle epidemie e delle malattie infettive. Permetterà di prevedere i focolai epidemici, di identificare i focolai di malattia e di adottare misure preventive per contenere la diffusione.

- **Integrazione dell'AI nell'assistenza sanitaria:** l'AI predittiva sarà integrata nei sistemi sanitari per supportare gli operatori sanitari nel loro processo decisionale clinico. Fornirà raccomandazioni e informazioni in tempo reale per aiutare i medici a prendere decisioni informate.

- **Sviluppo di nuove terapie:** L'AI predittiva faciliterà anche la ricerca di nuove terapie e farmaci, identificando potenziali bersagli molecolari e prevedendo l'efficacia di nuovi trattamenti.

- **Collaborazione tra esseri umani e IA:** il futuro della medicina predittiva non comporterà la sostituzione degli operatori sanitari con le macchine, ma piuttosto consentirà una collaborazione efficace tra i due. Medici e infermieri utilizzeranno l'AI come un potente strumento per migliorare le loro capacità diagnostiche e di trattamento.

Tuttavia, affinché il futuro della medicina predittiva sia pienamente realizzato, sarà necessario affrontare delle sfide. La riservatezza dei dati, le preoccupazioni etiche e le questioni di responsabilità dovranno essere affrontate in modo responsabile. Inoltre, una formazione adeguata degli operatori sanitari sarà essenziale per garantire un uso efficace ed etico dell'IA predittiva.

In conclusione, l'IA predittiva promette di rivoluzionare la medicina, consentendo una prevenzione mirata, una diagnosi precoce delle malattie e un trattamento personalizzato. Come potente strumento per gli operatori sanitari, l'AI predittiva apre nuove ed entusiasmanti opportunità per migliorare l'assistenza sanitaria e i risultati dei pazienti. Con un approccio responsabile ed etico, il futuro della medicina predittiva può trasformare il modo in cui affrontiamo la salute e la malattia, mettendo il paziente al centro dell'assistenza sanitaria.

Prevenzione e promozione della salute

- L'intelligenza artificiale (AI) sta svolgendo un ruolo sempre più importante nella prevenzione e nella promozione della salute. Utilizzando algoritmi sofisticati e un'analisi massiccia dei dati, l'AI può aiutare a identificare i fattori di rischio, anticipare i potenziali problemi di salute e proporre interventi preventivi mirati. Ecco come l'AI contribuisce alla prevenzione e alla promozione della salute:

- **Identificare i fattori di rischio:** l'AI può analizzare grandi quantità di dati sulla salute provenienti da diverse fonti, come cartelle cliniche elettroniche, risultati di test, abitudini di vita e dati genetici. Utilizzando queste informazioni, l'AI può identificare i fattori di rischio individuali e di popolazione che contribuiscono allo sviluppo di malattie croniche come il diabete, le malattie cardiovascolari e il cancro.

- **Prevedere i problemi di salute:** grazie all'apprendimento automatico e all'analisi predittiva, l'AI può prevedere i futuri problemi di salute di un individuo in base alla sua storia medica e al suo profilo genetico. Ciò consente di individuare precocemente le malattie, facilitando l'intervento precoce e l'adozione di misure preventive adeguate.

84

- **Promuovere il benessere:** L'AI può essere utilizzata anche per incoraggiare comportamenti sani e promuovere il benessere generale. Le app sanitarie abilitate all'AI possono inviare promemoria personalizzati ai pazienti per aiutarli a mantenere una dieta equilibrata, a fare esercizio fisico regolare e a prendere i farmaci in tempo.

- **Trattamento personalizzato:** Uno dei punti di forza dell'AI è la capacità di personalizzare gli interventi in base alle caratteristiche individuali di ogni paziente. L'AI può analizzare i dati sanitari per proporre programmi di prevenzione su misura per le esigenze specifiche di ogni persona, ottimizzando l'efficacia degli interventi.

- **Sorveglianza della salute pubblica:** l'AI può svolgere un ruolo chiave nella sorveglianza della salute pubblica, analizzando i dati epidemiologici in tempo reale. Ciò significa che le epidemie di malattie infettive possono essere individuate rapidamente e le misure preventive messe in atto per contenerne la diffusione.

- **Previsione delle complicazioni:** Per i pazienti con condizioni croniche, l'AI può prevedere le potenziali complicazioni in base ai cambiamenti del loro stato di salute. Ciò consente agli operatori sanitari di intervenire rapidamente per evitare complicazioni gravi e costose.

- **Riduzione dei costi sanitari:** anticipando i potenziali problemi di salute e incoraggiando la prevenzione, l'AI può contribuire a ridurre i costi sanitari a lungo termine. Prevenire le malattie croniche e individuare precocemente i problemi di salute può ridurre la necessità di cure intensive e trattamenti costosi.

Tuttavia, è importante riconoscere che l'AI nell'assistenza sanitaria non è priva di sfide. La privacy dei dati e la sicurezza delle informazioni mediche sono preoccupazioni importanti, ed è essenziale garantire che i dati dei pazienti siano gestiti in modo etico e sicuro. Inoltre, l'AI non dovrebbe sostituire il rapporto tra paziente e operatore sanitario, ma piuttosto integrarlo, fornendo informazioni aggiuntive a supporto del processo decisionale.

In conclusione, l'AI offre numerose possibilità per migliorare la prevenzione e la promozione della salute. Grazie al suo potenziale di analisi dei dati e di personalizzazione degli interventi, l'AI può svolgere un ruolo chiave nella diagnosi precoce delle malattie, nella previsione dei rischi per la salute e nella promozione di stili di vita sani. Tuttavia, è essenziale considerare le questioni etiche e di riservatezza per garantire un uso responsabile e rispettoso dell'IA nell'assistenza sanitaria. Con un approccio etico e illuminato, l'AI può essere una risorsa potente per migliorare la salute o il benessere della popolazione.

La rivoluzione dei robot infermieri: come i robot intelligenti stanno trasformando l'assistenza sanitaria

Introduzione ai robot intelligenti per l'Infermiera.

I robot infermieri intelligenti, noti anche come robot di cura o robot di assistenza medica, rappresentano un importante progresso nell'assistenza sanitaria. Queste macchine dotate di intelligenza artificiale sono progettate per interagire con i pazienti, fornire assistenza agli operatori sanitari e svolgere determinati compiti medici. Il loro sviluppo è stato guidato dalla necessità di affrontare le sfide dell'invecchiamento della popolazione, della carenza di personale sanitario e della crescente domanda di assistenza sanitaria di alta qualità.

I robot Infermiera intelligenti sono progettati per svolgere compiti diversi a seconda delle loro capacità e del loro design. Ecco alcune delle loro caratteristiche e funzioni principali:

- **Assistenza alla persona:** alcuni robot Infermiera sono progettati per aiutare i pazienti nelle loro attività quotidiane, come alzarsi, muoversi, lavarsi o vestirsi. Possono essere dotati di bracci articolati, telecamere e sensori per interagire in modo sicuro e appropriato con i pazienti.

- **Dispensazione di farmaci:** I robot Infermiera possono essere programmati per dispensare i farmaci ai pazienti in momenti specifici, garantendo dosaggi corretti e riducendo al minimo gli errori di dispensazione.

- **Monitoraggio dei segni vitali:** alcuni robot possono essere dotati di sensori per monitorare i segni vitali dei pazienti, come la pressione sanguigna, la frequenza cardiaca e la temperatura, e avvisare il personale di assistenza di eventuali variazioni preoccupanti.

* **Interazione sociale:** alcuni robot Infermiera sono progettati per interagire con i pazienti a livello sociale, facendo loro compagnia, coinvolgendoli in una conversazione o fornendo loro informazioni utili sulla loro salute.

* **Riabilitazione e terapia:** alcuni robot possono essere utilizzati per aiutare i pazienti a riprendersi da un infortunio o da un intervento chirurgico, guidandoli attraverso esercizi di riabilitazione o terapia.

* **Consegna di forniture mediche:** i robot Infermiera possono essere utilizzati anche per trasportare le forniture mediche da un'area all'altra di una struttura sanitaria, riducendo il carico di lavoro degli operatori sanitari.

* **Formazione del personale:** alcuni robot vengono utilizzati per simulare scenari medici e formare gli operatori sanitari a reagire efficacemente in situazioni di emergenza o complesse.

Tuttavia, nonostante i loro vantaggi, i robot infermieri intelligenti sollevano anche importanti questioni etiche e pratiche. È necessario stabilire la fiducia dei pazienti e degli operatori sanitari in queste macchine, ed è essenziale garantire la sicurezza e la riservatezza dei dati medici raccolti da questi robot. Inoltre, è importante sottolineare che i robot infermieri non possono sostituire completamente gli assistenti umani, ma piuttosto integrarli in alcuni compiti e fornire un supporto aggiuntivo.

In conclusione, i robot infermieri intelligenti rappresentano un'innovazione entusiasmante nell'assistenza sanitaria. Grazie alla loro intelligenza artificiale e alla loro versatilità, offrono numerose possibilità di migliorare l'assistenza ai pazienti, alleviare il carico di lavoro degli operatori sanitari e ottimizzare l'efficienza delle strutture sanitarie. Tuttavia, devono essere impiegati in modo responsabile, tenendo conto delle considerazioni etiche e assicurando che siano utilizzati in modo complementare e armonizzato con gli assistenti umani.

Compiti del robot Infermiera automatizzati.

I robot infermieri intelligenti sono progettati per automatizzare alcuni compiti nell'assistenza sanitaria, che possono portare molti vantaggi ai pazienti e al personale medico. Ecco una panoramica dei compiti che questi robot possono svolgere in modo automatizzato:

- **Assistenza nelle attività quotidiane:** i robot Infermiera possono aiutare i pazienti nelle loro attività quotidiane, come alzarsi dal letto, sedersi, muoversi, lavarsi, lavare i denti e vestirsi. Sono dotati di bracci articolati, telecamere e sensori per svolgere questi compiti in modo sicuro e delicato.

- **Dispensare i farmaci: La** dispensazione dei farmaci può essere un compito noioso e lungo per il personale di assistenza. I robot infermieristici possono essere programmati per dispensare i farmaci ai pazienti in momenti specifici, garantendo dosaggi corretti e riducendo il rischio di errori di medicazione.

- **Monitoraggio dei segni vitali:** alcuni robot infermiera sono dotati di sensori per monitorare i segni vitali dei pazienti, come la pressione sanguigna, la frequenza cardiaca, la saturazione di ossigeno e la temperatura. Possono fornire dati in tempo reale al personale infermieristico e avvisarlo di eventuali valori anomali.

- **Raccolta e analisi dei dati medici:** i robot Infermiera possono raccogliere e analizzare i dati medici da vari sensori e dispositivi medici. Possono raccogliere informazioni sullo stato di salute di un paziente e trasmetterle agli operatori sanitari per prendere decisioni informate.

- **Comunicazione con i pazienti:** Alcuni robot infermiera sono dotati di funzioni di riconoscimento vocale e di sintesi vocale, che consentono loro di interagire con i pazienti in modo amichevole e compassionevole. Possono rispondere alle domande, fornire informazioni sui trattamenti e anche semplicemente fare compagnia ai pazienti.

- **Formazione e assistenza per gli operatori sanitari:** i robot Infermiera possono essere utilizzati per simulare scenari medici e fornire una formazione pratica agli studenti di medicina e agli operatori sanitari. Possono anche fornire assistenza in sala operatoria o durante le procedure mediche.

- **Trasporto di forniture mediche:** alcuni robot Infermiera sono progettati per trasportare le forniture mediche da un luogo all'altro all'interno di una struttura sanitaria. Questo ottimizza la logistica delle cure e libera il personale infermieristico per compiti più complessi.

È importante sottolineare che i robot infermieri intelligenti non sostituiscono gli assistenti umani, ma li assistono nello svolgimento di alcuni compiti, permettendo loro di concentrarsi su aspetti più complessi e relazionali dell'assistenza al paziente. L'automazione di questi compiti ripetitivi e dispendiosi fa risparmiare tempo, riduce gli errori e ottimizza l'efficienza complessiva dell'assistenza sanitaria.

Tuttavia, è essenziale garantire che i robot infermieri siano utilizzati in modo responsabile ed etico. La sicurezza del paziente, la riservatezza dei dati medici e la comunicazione trasparente con i pazienti sono fondamentali per garantire un uso positivo e vantaggioso di questa tecnologia nell'assistenza sanitaria.

Assistenza per gli operatori sanitari

Assistere gli operatori sanitari è uno dei ruoli principali dei robot Infermiera intelligenti. Queste macchine sono progettate per lavorare in collaborazione con il personale medico, supportandolo nei suoi compiti quotidiani e migliorando l'efficienza complessiva dell'assistenza sanitaria. Ecco come i robot infermieri possono assistere gli operatori sanitari:

- **Gestione di compiti ripetitivi:** i robot infermieri possono svolgere compiti ripetitivi e che richiedono tempo, come la somministrazione di farmaci, la raccolta di dati vitali e il trasporto di materiale medico. Ciò consente agli operatori sanitari di concentrarsi su compiti più complessi e relazionali.

- **Monitoraggio e follow-up del paziente:** Alcuni robot Infermiera sono dotati di sensori per monitorare continuamente i segni vitali, i movimenti e l'attività dei pazienti. Questi dati vengono poi trasmessi agli operatori sanitari, consentendo loro di monitorare lo stato di salute dei pazienti da remoto e di rilevare rapidamente eventuali anomalie.

- **Assistenza in sala operatoria:** alcuni robot infermieri possono essere utilizzati in sala operatoria per assistere i chirurghi fornendo strumenti e forniture, aspirando liquidi, mantenendo un ambiente sterile e svolgendo altri compiti assistiti da robot.

- **Formazione e simulazione:** i robot Infermiera possono essere utilizzati per simulare scenari medici, consentendo agli studenti di medicina e agli operatori sanitari di esercitarsi in procedure e interventi complessi in un ambiente privo di rischi.

- **Supporto emotivo per i pazienti:** Alcuni robot infermieri sono progettati per interagire con i pazienti in modo amichevole ed empatico. Possono fornire una presenza confortante ai pazienti e distrarli durante le procedure dolorose o ansiose.

- **Ottimizzazione della logistica delle cure:** i robot infermieri possono trasportare le forniture mediche da un luogo all'altro di una struttura sanitaria, ottimizzando la logistica delle cure e riducendo i tempi di attesa.

- **Riduzione del rischio di infezione:** i robot Infermiera possono essere utilizzati per svolgere alcuni compiti che altrimenti potrebbero essere svolti dagli operatori sanitari, riducendo così il rischio di infezione nosocomiale e migliorando la sicurezza del paziente.

In generale, l'assistenza dei robot infermieri libera il personale medico da compiti ripetitivi e che richiedono tempo, consentendo loro di dedicare più tempo e attenzione ai pazienti, ai trattamenti e agli aspetti relazionali dell'assistenza sanitaria. Questo può migliorare la soddisfazione del paziente, ridurre gli errori medici e migliorare l'efficienza complessiva dell'assistenza sanitaria.

Tuttavia, è importante sottolineare che l'uso dei robot infermieri non sostituisce il ruolo degli operatori sanitari. Essi integrano il lavoro degli assistenti umani e non possono sostituire la compassione, l'empatia e il processo decisionale umano, che sono essenziali per fornire un'assistenza sanitaria di qualità. Una collaborazione armoniosa tra i robot infermieri e i professionisti dell'assistenza sanitaria è essenziale per garantire un uso positivo e vantaggioso di questa tecnologia nell'assistenza sanitaria.

Miglioramento dell'efficienza e della precisione

L'introduzione di robot infermieri intelligenti nelle strutture sanitarie ha migliorato notevolmente l'efficienza e l'accuratezza dell'assistenza sanitaria. Ecco come queste macchine stanno contribuendo a questi miglioramenti:

- **Eseguire compiti ripetitivi e che richiedono tempo:** i robot Infermiera sono progettati per eseguire compiti ripetitivi in modo costante e senza affaticarsi, liberando tempo per il personale medico che può concentrarsi su compiti più complessi e a più alto valore aggiunto.

- **Erogazione di farmaci senza errori:** una somministrazione errata di farmaci può avere gravi conseguenze per i pazienti. Gli infermieri robotici sono programmati per dispensare i farmaci ai pazienti in modo preciso, nelle giuste dosi e al momento giusto, riducendo in modo significativo il rischio di errori medici legati ai farmaci.

- **Monitoraggio continuo del paziente:** Alcuni robot Infermiera sono dotati di sensori che consentono loro di monitorare continuamente i segni vitali dei pazienti.

Possono rilevare rapidamente qualsiasi cambiamento anomalo nello stato di salute del paziente, consentendo un intervento precoce e potenzialmente salvando vite umane.

- **Accesso rapido alle informazioni mediche:** gli infermieri robotici possono accedere istantaneamente alle cartelle cliniche elettroniche dei pazienti, ai risultati dei test e alle informazioni sui farmaci, consentendo loro di fornire informazioni accurate ai pazienti e di prendere decisioni informate in tempo reale.

- **Precisione nelle procedure mediche:** alcuni robot Infermiera sono utilizzati per assistere i chirurghi durante le procedure mediche. Grazie alla loro stabilità e precisione, questi robot possono migliorare l'accuratezza dei gesti chirurgici e ridurre il rischio di errore.

- **Formazione degli operatori sanitari:** i robot Infermiera possono essere utilizzati come simulatori per addestrare gli studenti di medicina e gli operatori sanitari in procedure e situazioni complesse, consentendo loro di affinare le proprie capacità senza rischi per i pazienti.

- **Ottimizzazione della logistica delle cure:** i robot infermieri possono trasportare forniture mediche, campioni di laboratorio e altre attrezzature da un luogo all'altro in modo rapido ed efficiente, risparmiando tempo e ottimizzando la logistica delle cure.

In sintesi, l'uso di robot infermieri intelligenti nell'assistenza sanitaria ha portato a un miglioramento significativo dell'efficienza e dell'accuratezza dell'assistenza. Queste macchine automatizzano i compiti ripetitivi, riducono gli errori medici, monitorano continuamente i pazienti e forniscono un accesso rapido alle informazioni mediche. Il risultato è una migliore qualità dell'assistenza, esiti più positivi per i pazienti e un uso più efficiente delle risorse mediche.

Tuttavia, nonostante questi vantaggi, è essenziale mantenere una stretta sorveglianza sull'uso dell'IA nell'assistenza sanitaria, per garantire un uso responsabile ed etico di queste tecnologie. La fiducia dei pazienti e del personale medico è fondamentale, ed è importante riconoscere che i robot infermieri non sostituiscono l'interazione umana e l'esperienza degli operatori sanitari, ma li integrano per migliorare l'efficienza dell'assistenza sanitaria.

Sicurezza del paziente e riduzione degli errori

La sicurezza dei pazienti è una delle principali preoccupazioni dell'assistenza sanitaria e l'introduzione di robot infermieri intelligenti ha il potenziale per ridurre significativamente gli errori medici e migliorare la sicurezza generale dei pazienti. Ecco come questi robot stanno contribuendo a garantire la sicurezza dei pazienti:

- **Distribuzione accurata dei farmaci: Gli** errori di medicazione sono una delle principali cause di effetti avversi nei pazienti. Gli infermieri robotici sono programmati per distribuire i farmaci con un alto grado di precisione, seguendo le dosi prescritte e gli orari specifici, il che riduce notevolmente il rischio di errori legati ai farmaci.

- **Monitoraggio continuo dei segni vitali:** alcuni robot Infermiera sono dotati di sensori che consentono loro di monitorare continuamente i segni vitali dei pazienti, come la pressione sanguigna, la frequenza cardiaca e la saturazione di ossigeno. Rilevando rapidamente le variazioni anomale, questi robot possono allertare il personale medico e consentire un intervento precoce in caso di problemi di salute.

- **Prevenzione delle infezioni nosocomiali:** i robot Infermiera possono essere utilizzati per svolgere alcuni compiti che altrimenti potrebbero essere svolti dagli operatori sanitari, riducendo così il rischio di diffusione delle infezioni nosocomiali. Questi robot possono mantenere un ambiente sterile ed evitare la contaminazione incrociata.

- **Precisione nelle procedure mediche:** alcuni robot Infermiera sono utilizzati per assistere i chirurghi nelle procedure mediche. Grazie alla loro stabilità e precisione, possono ridurre l'errore umano e migliorare l'accuratezza dei gesti chirurgici.

- **Accesso rapido alle informazioni mediche:** gli infermieri robotici possono accedere istantaneamente alle cartelle cliniche elettroniche dei pazienti e alle informazioni sui trattamenti prescritti, assicurando che il personale medico abbia tutte le informazioni necessarie per prendere decisioni informate ed evitare errori.

- **Formazione sicura per gli operatori sanitari:** i robot Infermiera possono essere utilizzati come simulatori per addestrare gli studenti di medicina e gli operatori sanitari in procedure e situazioni complesse, consentendo loro di affinare le proprie competenze senza rischi per i pazienti.
- **Riduzione delle attività manuali:** automatizzando alcune attività, i robot infermieri riducono la

dipendenza dalle attività manuali svolte dagli operatori sanitari, il che può ridurre il rischio di errori legati alla stanchezza e al burnout.

È essenziale sottolineare che, sebbene i robot infermieri intelligenti possano migliorare la sicurezza dei pazienti, non sostituiscono l'esperienza e il giudizio clinico degli operatori sanitari. I robot sono progettati per assistere il personale medico nelle sue mansioni, ma la responsabilità finale del processo decisionale medico rimane agli assistenti umani.

In conclusione, l'uso di robot infermieri intelligenti nell'assistenza sanitaria ha un impatto positivo sulla sicurezza del paziente, riducendo gli errori medici, monitorando continuamente i segni vitali, prevenendo le infezioni nosocomiali e fornendo un accesso rapido alle informazioni mediche. Promuovendo l'uso responsabile ed etico di queste tecnologie, è possibile migliorare ulteriormente la sicurezza dei pazienti e garantire un'assistenza sicura e di alta qualità per tutti.

Comunicazione con i pazienti

La comunicazione con i pazienti è un aspetto essenziale dell'assistenza sanitaria, che aiuta a creare fiducia, a comprendere le esigenze e le preoccupazioni dei pazienti e a fornire un supporto emotivo. I robot infermieri intelligenti sono progettati per interagire con i pazienti in modo amichevole ed empatico, migliorando l'esperienza sanitaria complessiva. Ecco come questi robot possono facilitare la comunicazione con i pazienti:

- **Dialogo interattivo:** alcuni robot infermiera sono dotati di funzionalità avanzate di riconoscimento vocale e di sintesi vocale, che consentono loro di dialogare in modo interattivo con i pazienti. Possono fare domande, rispondere alle domande dei pazienti e avviare conversazioni su vari argomenti di salute.

- **Risposte alle domande più frequenti:** I robot infermieri possono fornire risposte alle domande più frequenti dei pazienti, come le istruzioni post-operatorie, gli effetti collaterali dei farmaci e i consigli su uno stile di vita sano.

- **Informazioni sul trattamento: Gli** infermieri robotici possono spiegare ai pazienti diversi trattamenti e procedure mediche, fornendo informazioni chiare e comprensibili sul loro piano di cura.

- **Promemoria per farmaci e appuntamenti: Le** infermiere robotiche possono inviare promemoria ai pazienti affinché prendano i loro farmaci in tempo, tengano traccia dei loro appuntamenti medici e svolgano altri compiti importanti legati al loro trattamento.

- **Supporto emotivo:** alcuni robot infermiera sono progettati per offrire supporto emotivo ai pazienti, facendo loro compagnia, ascoltando le loro preoccupazioni e fornendo conforto nei momenti difficili.

- **Adattamento linguistico e culturale:** I robot infermieri possono essere programmati per comunicare in diverse lingue e adattarsi a diverse culture, rendendo più facile la comunicazione con pazienti di diversa provenienza.

- **Raccogliere il feedback dei pazienti:** I robot infermieristici possono raccogliere il feedback dei pazienti sulla loro esperienza di cura, che può aiutare le strutture sanitarie a migliorare la qualità dei servizi offerti.

È importante notare che, sebbene i robot infermieri possano facilitare la comunicazione con i pazienti, non sostituiscono l'interazione umana e l'empatia degli operatori sanitari. La presenza umana rimane essenziale per stabilire una connessione emotiva con i pazienti, per rilevare i segnali non verbali e per fornire un supporto emotivo più profondo in situazioni complesse.

L'integrazione dei robot infermieri nella comunicazione con i pazienti può essere vantaggiosa, soprattutto nelle situazioni in cui gli operatori sanitari sono sovraccarichi di lavoro o in caso di carenza di personale. Questi robot possono alleggerire il carico di lavoro, liberando tempo per gli assistenti umani, che possono concentrarsi su aspetti più complessi e relazionali dell'assistenza sanitaria. Tuttavia, è essenziale garantire che queste tecnologie siano utilizzate in modo responsabile ed etico, tenendo conto della riservatezza dei dati dei pazienti e assicurando che la comunicazione rimanga rispettosa e appropriata.

Integrazione dei robot nelle strutture sanitarie

L'integrazione di robot infermieri intelligenti nelle strutture sanitarie è un processo complesso che richiede un'attenta pianificazione e una stretta collaborazione tra operatori sanitari, dirigenti amministrativi e progettisti di robot. Ecco le fasi e le considerazioni chiave per un'integrazione di successo:

- **Valutazione delle esigenze:** prima di introdurre i robot infermieri in una struttura sanitaria, è essenziale capire le esigenze specifiche della struttura. Ciò implica determinare quali compiti potrebbero essere automatizzati, quali problemi di sicurezza o di efficienza potrebbero essere risolti con l'uso dei robot e come queste macchine potrebbero migliorare l'esperienza complessiva del paziente.

- **Formazione del personale:** l'introduzione dei robot infermieri richiede una formazione adeguata per il personale medico e infermiere. Il personale deve conoscere il funzionamento dei robot, la loro programmazione, il loro monitoraggio e la loro corretta manutenzione. Deve anche sapere come lavorare con i robot per massimizzarne l'efficacia.

- **Selezionare l'apparecchiatura giusta:** esistono diversi tipi di robot Infermiera, ciascuno con capacità e funzionalità specifiche. È importante scegliere l'apparecchiatura che meglio risponde alle esigenze della struttura sanitaria e che si integra perfettamente con i processi e i sistemi esistenti.

- **Personalizzazione del robot:** i robot Infermiera possono essere personalizzati per soddisfare le esigenze specifiche dell'organizzazione sanitaria e dei suoi pazienti. Ciò può includere la programmazione di domande e risposte specifiche, l'aggiunta di altre lingue per comunicare con i pazienti multilingue e l'adattamento delle apparenze per creare un'esperienza più facile da usare.

- **Test pilota:** prima di distribuire i robot su larga scala, è consigliabile effettuare un test pilota in un'area limitata della struttura. Ciò consente di raccogliere il feedback del personale e dei pazienti, di identificare eventuali problemi e di perfezionare il processo prima dell'implementazione completa.

- **Sicurezza dei pazienti e dei dati:** La sicurezza del paziente e la riservatezza dei dati medici sono fondamentali quando si integrano i robot nell'assistenza sanitaria. I robot devono essere dotati di solide misure di sicurezza per proteggere le informazioni sensibili dei pazienti ed evitare il rischio di attacchi informatici.

- **Comunicazione e accettazione:** una comunicazione trasparente con i pazienti, le famiglie e il personale è essenziale per spiegare i vantaggi dell'introduzione dei robot infermiera e per dissipare eventuali preoccupazioni sull'uso della tecnologia nell'assistenza sanitaria.

- **Monitoraggio continuo:** una volta che i robot sono stati distribuiti, è importante monitorare il loro funzionamento e l'impatto sull'assistenza sanitaria in modo continuo. In questo modo è possibile individuare rapidamente eventuali problemi e implementare miglioramenti, se necessario.

In sintesi, l'integrazione di robot infermieri Intelligenti nelle strutture sanitarie offre molte opportunità per migliorare l'efficienza, l'accuratezza e la sicurezza dell'assistenza. Tuttavia, una pianificazione attenta, una formazione adeguata e una comunicazione trasparente sono essenziali per un'implementazione di successo e vantaggiosa di questa tecnologia. I robot infermieri non sostituiscono gli assistenti umani, ma possono essere validi assistenti per migliorare l'esperienza del paziente e ottimizzare i processi di cura.

Accettazione da parte degli operatori sanitari e dei pazienti

L'accettazione dei robot infermieri da parte degli operatori sanitari e dei pazienti è un aspetto essenziale per il successo della loro integrazione nelle strutture sanitarie.

Ecco alcuni punti chiave che riguardano l'accettazione di questa tecnologia da parte di questi due gruppi:

Accettazione da parte degli operatori sanitari:

- **Formazione adeguata:** gli operatori sanitari devono essere adeguatamente formati sull'uso dei robot infermieri, sulle loro capacità e sui loro limiti. Una formazione completa aiuta a dissipare le preoccupazioni e a creare fiducia in questa tecnologia.

- **Comprendere i vantaggi:** i vantaggi dei robot infermieri devono essere spiegati chiaramente agli operatori sanitari. È essenziale evidenziare come queste macchine possano alleviare i compiti ripetitivi, migliorare l'accuratezza dell'assistenza e consentire agli assistenti di concentrarsi su compiti più complessi e relazionali.

- **Coinvolgimento nella decisione:** il coinvolgimento degli operatori sanitari nella decisione di integrare i robot infermieri nella loro pratica favorisce un senso di controllo e di impegno verso questa tecnologia.

- **Comunicazione continua: una** comunicazione aperta e continua tra i progettisti di robot e gli operatori sanitari è essenziale per risolvere rapidamente qualsiasi problema o preoccupazione e per adattare i robot alle esigenze reali.

- **Opportunità di miglioramento:** incoraggiare gli operatori sanitari a fornire un feedback sull'uso dei robot e suggerire miglioramenti può contribuire all'accettazione e all'adozione di questa tecnologia.

Accettazione del paziente :

- **Informazione ed educazione:** i pazienti devono essere informati sull'uso dei robot infermieri e sul loro ruolo nell'assistenza sanitaria. Un'educazione adeguata può aiutare a dissipare i timori e a creare una chiara comprensione dei vantaggi di questi robot.

- **Esperienza user-friendly:** i robot Infermiera devono essere progettati per essere user-friendly e rassicuranti per i pazienti. Il loro aspetto, la voce e il comportamento devono essere adattati per facilitare un'interazione positiva.

- **Accesso alle cure:** se i robot infermieri possono contribuire a migliorare l'accesso alle cure e a ridurre i tempi di attesa, questo potrebbe essere un fattore decisivo per i pazienti a favore di questa tecnologia.

- **Rispetto della privacy e della riservatezza:** i pazienti devono avere la garanzia che i robot infermieri rispettino la loro privacy e che le loro informazioni mediche siano al sicuro.

- **Soddisfazione del paziente:** Una volta distribuiti i robot infermiera, la misurazione della soddisfazione dei pazienti sul loro utilizzo può aiutare a valutare la loro accettazione e a identificare potenziali aree di miglioramento.

In breve, l'accettazione dei robot infermieri da parte degli operatori sanitari e dei pazienti è un processo complesso che richiede un approccio ponderato. Fornendo una formazione adeguata, comunicando in modo trasparente e concentrandosi sui benefici per l'assistenza sanitaria, si può favorire un'adozione di successo di questa tecnologia. Pur riconoscendo che i robot infermieristici non sostituiscono l'interazione umana, possono essere strumenti preziosi per migliorare l'assistenza sanitaria e aumentare l'efficienza, la sicurezza e l'esperienza complessiva del paziente.

Il ruolo complementare degli infermieri robotici

I robot infermieri svolgono un ruolo complementare essenziale nelle strutture sanitarie, dove assistono gli operatori sanitari umani per migliorare la qualità dell'assistenza e ottimizzare i processi di lavoro. Ecco come questi robot svolgono un ruolo complementare nell'assistenza sanitaria:

- **Automatizzare i compiti ripetitivi: gli** infermieri robotici possono assumere compiti ripetitivi e che richiedono tempo, come la distribuzione di farmaci a orari prestabiliti, la raccolta di campioni biologici e il monitoraggio dei segni vitali. In questo modo si libera tempo per gli operatori sanitari, che possono concentrarsi su compiti più complessi che richiedono la loro esperienza e sensibilità umana.
- **Precisione e riduzione degli errori: i** robot Infermiera sono programmati per eseguire compiti con grande precisione, riducendo significativamente il rischio di errore umano. Possono anche seguire rigorosamente i protocolli di cura e rispettare le dosi e gli orari prescritti, migliorando la sicurezza del paziente.

- **Monitoraggio continuo del paziente:** Alcuni robot Infermiera sono dotati di sensori che consentono loro di monitorare costantemente i segni vitali dei pazienti. Rilevando rapidamente qualsiasi cambiamento anomalo, questi robot possono allertare il personale medico per un intervento tempestivo in caso di complicazioni.

- **Accesso rapido alle informazioni mediche:** gli infermieri robotici possono accedere istantaneamente alle cartelle cliniche elettroniche dei pazienti, ai risultati degli esami e alle informazioni sui trattamenti prescritti. Ciò significa che possono fornire informazioni accurate e aggiornate ai pazienti e al personale medico.

- **Supporto emotivo:** alcuni robot Infermiera sono progettati per offrire supporto emotivo ai pazienti, fornendo conforto e compagnia. Anche se non possono sostituire l'empatia umana, la loro presenza può aiutare ad alleviare la solitudine e l'ansia di alcuni pazienti.

- **Formazione e apprendimento:** i robot Infermiera possono essere utilizzati come simulatori per formare gli studenti di medicina e gli operatori sanitari in procedure e situazioni complesse. In questo modo, offrono un'opportunità di apprendimento sicura e priva di rischi per i futuri assistenti.

- **Ottimizzazione delle risorse:** l'uso di robot infermieri permette di ottimizzare le risorse umane e materiali nelle strutture sanitarie. Possono contribuire a ridurre il carico di lavoro del personale, a migliorare l'efficienza dell'assistenza e a ottimizzare la logistica delle cure.

-

È importante sottolineare che i robot infermieri non sostituiscono gli operatori sanitari umani. Al contrario, li integrano per migliorare la qualità dell'assistenza, facilitare il lavoro del personale medico e migliorare l'esperienza del paziente. L'assistenza sanitaria rimane una disciplina in cui l'empatia, la comunicazione e la considerazione della dimensione emotiva dei pazienti giocano un ruolo essenziale, e questi aspetti possono essere gestiti pienamente solo da assistenti umani. L'interazione tra i robot infermieri e gli operatori sanitari umani offre un potenziale unico di sinergia per creare un ambiente di cura più efficiente e umano.

Etica dell'autonomia: i dilemmi dell'IA nel processo decisionale clinico

Introduzione ai sistemi di supporto decisionale basati sull'AI

I sistemi di supporto decisionale basati sull'intelligenza artificiale (AI) sono strumenti potenti che combinano le competenze mediche con le capacità analitiche avanzate dell'AI per aiutare gli operatori sanitari a prendere decisioni informate e accurate. Questi sistemi sono progettati per fornire informazioni e raccomandazioni basate su dati medici e prove scientifiche, per aiutare i medici a diagnosticare, pianificare trattamenti e gestire l'assistenza in modo più efficace. Ecco come funzionano i sistemi di supporto decisionale basati sull'AI:

- **Raccolta e analisi dei dati:** I sistemi di supporto decisionale raccolgono e analizzano grandi quantità di dati medici da diverse fonti, come cartelle cliniche elettroniche, risultati di test, immagini mediche e dati genetici. L'AI utilizza algoritmi sofisticati per estrarre le informazioni rilevanti e identificare i modelli nascosti in questi dati.

- **Diagnosi e previsione:** grazie all'analisi dei dati, i sistemi di supporto decisionale possono aiutare i medici a fare diagnosi più precise e più rapide. Possono anche aiutare a prevedere il rischio di determinate malattie nei pazienti, analizzando le loro caratteristiche individuali e la loro storia medica.

- **Raccomandazioni di trattamento:** I sistemi di supporto alle decisioni possono raccomandare i trattamenti appropriati in base alla diagnosi del paziente e alle prove cliniche disponibili. Queste raccomandazioni possono essere personalizzate in base alle caratteristiche individuali del paziente, come il profilo genetico e le preferenze terapeutiche.

- **Gestione dell'assistenza sanitaria:** questi sistemi possono anche aiutare i medici a pianificare e gestire l'assistenza in modo più efficace, ottimizzando le risorse disponibili, seguendo i protocolli di trattamento e monitorando i risultati dei pazienti.

- **Formazione continua:** i sistemi di supporto alle decisioni possono essere utilizzati come strumenti di formazione continua per gli operatori sanitari. Analizzando casi clinici e proponendo scenari di apprendimento, questi sistemi possono migliorare le competenze dei medici e tenerli aggiornati sugli ultimi progressi medici.

- **Prevenzione e salute pubblica:** questi sistemi possono svolgere un ruolo cruciale nella prevenzione delle malattie, identificando i fattori di rischio negli individui e proponendo interventi preventivi. Possono anche contribuire alla salute pubblica individuando le epidemie emergenti e raccomandando misure di intervento.

- **Miglioramento del processo decisionale:** fornendo informazioni basate sull'evidenza, i sistemi di supporto decisionale aiutano i medici a prendere decisioni più informate e ad evitare i pregiudizi cognitivi che possono influenzare i giudizi umani.

È importante notare che, sebbene i sistemi di supporto decisionale basati sull'AI offrano molti vantaggi, non dovrebbero mai sostituire il giudizio clinico degli operatori sanitari. Questi sistemi dovrebbero essere visti come strumenti di assistenza che supportano le decisioni mediche, ma in ultima analisi sono i medici ad essere responsabili della cura del paziente. La fiducia e la comprensione di questi sistemi da parte degli operatori sanitari sono essenziali per garantire un uso efficace e responsabile dell'IA nell'assistenza sanitaria.

Trasparenza e interpretabilità degli algoritmi

La trasparenza e l'interpretabilità degli algoritmi di intelligenza artificiale (AI) sono fondamentali per ottenere la fiducia degli operatori sanitari e dei pazienti nell'uso di queste tecnologie. Quando si tratta di prendere decisioni mediche importanti, è essenziale capire come l'AI arriva alle sue conclusioni e le basi su cui formula le sue raccomandazioni. Ecco perché la trasparenza e l'interpretabilità degli algoritmi sono così importanti nell'assistenza sanitaria:

- **Fiducia del medico: Gli** operatori sanitari devono potersi fidare dei risultati forniti dai sistemi di AI. Quando gli algoritmi sono trasparenti e facili da interpretare, i medici possono capire meglio come vengono prese le decisioni e sono più propensi ad accettare e seguire le raccomandazioni dell'AI.

- **Processo decisionale informato: un'**AI trasparente consente ai medici di prendere decisioni informate e di valutare la validità dei risultati. Le spiegazioni fornite dall'IA permettono di comprendere meglio le ragioni alla base delle sue raccomandazioni, aiutando i medici a prendere in considerazione tutti i fattori rilevanti nel loro processo decisionale.

- **Responsabilità e rendicontazione:** la trasparenza degli algoritmi rende più facile comprendere i fattori presi in considerazione dall'IA e sapere se i pregiudizi o gli errori possono influenzare i risultati. Ciò rende i progettisti di algoritmi più responsabili della qualità dei loro modelli e delle decisioni che generano.

- **Comprensione del paziente:** Per i pazienti, comprendere le ragioni per cui un trattamento è stato raccomandato dall'IA è essenziale per incoraggiare l'adesione alle cure. L'interpretabilità degli algoritmi significa che le ragioni alla base delle decisioni mediche possono essere spiegate più chiaramente, aumentando la fiducia del paziente nel processo di cura.

- **Rilevamento e correzione degli errori:** quando gli algoritmi sono trasparenti, gli errori o i pregiudizi possono essere rilevati e corretti più facilmente. Ciò migliora la qualità e la sicurezza dell'assistenza sanitaria fornita dall'AI.

- **Conformità normativa:** In molti Paesi, esistono normative severe sull'uso dell'AI in medicina, tra cui la protezione dei dati e la riservatezza dei pazienti. La trasparenza degli algoritmi assicura che i sistemi di IA siano conformi a queste regole e standard.

Tuttavia, è importante notare che alcuni tipi di algoritmi AI, come le reti neurali profonde, possono essere intrinsecamente complessi e difficili da interpretare. Si stanno facendo progressi per rendere questi modelli più comprensibili, ma può essere difficile fornire una spiegazione completa di ogni decisione presa dall'AI.

Un'IA trasparente e interpretabile è uno dei principali obiettivi della ricerca sull'intelligenza artificiale. I progettisti e i ricercatori di algoritmi stanno lavorando per sviluppare metodi che forniscano spiegazioni chiare del ragionamento alla base dei sistemi di IA, senza sacrificare le loro prestazioni. In definitiva, migliorare la trasparenza e l'interpretabilità degli algoritmi di IA è essenziale per garantire un uso responsabile ed etico di questa potente tecnologia nell'assistenza sanitaria.

Pregiudizio ed equità nei modelli di IA

I pregiudizi nei modelli di intelligenza artificiale (AI) sono una delle principali preoccupazioni nel settore sanitario. Quando gli algoritmi vengono addestrati su set di dati sbilanciati o contenenti pregiudizi sistemici, possono riprodurre questi pregiudizi quando prendono decisioni. Questo può portare a disuguaglianze nell'assistenza sanitaria e influenzare negativamente alcuni gruppi di pazienti. Ecco alcuni punti chiave sui pregiudizi e l'equità nei modelli di AI:

- **Bias nei dati:** I pregiudizi nei modelli di IA spesso derivano dai dati su cui questi modelli vengono addestrati. Se i dati storici contengono disparità nel trattamento dei pazienti o diagnosi errate, l'algoritmo rischia di perpetuare queste disuguaglianze. Ad esempio, se i pazienti di una certa razza o sesso sono stati sottoposti a diagnosi errate o a trattamenti insufficienti in passato, l'AI potrebbe riprodurre questi modelli.

- **Impatto sui gruppi vulnerabili:** i pregiudizi nei modelli di AI possono avere un impatto sproporzionato sui gruppi vulnerabili, come le minoranze razziali, le persone a basso reddito o le popolazioni emarginate. Questo può portare a un accesso diseguale all'assistenza sanitaria, a diagnosi errate o a trattamenti inappropriati per queste popolazioni.

- **Equità nella salute:** l'equità nella salute è un obiettivo importante nell'assistenza sanitaria, che mira a garantire un accesso paritario alle cure e risultati di salute equi per tutti gli individui, indipendentemente dalla loro origine sociale, razza, sesso o condizione economica. I pregiudizi nei modelli di AI possono ostacolare questo obiettivo, perpetuando le disuguaglianze esistenti.

- **Rilevamento e mitigazione dei pregiudizi:** i ricercatori e i progettisti di algoritmi stanno lavorando attivamente al rilevamento e alla mitigazione dei pregiudizi nei modelli di IA. Si stanno esplorando metodi come il bilanciamento dei dati, la riduzione dei pregiudizi algoritmici e l'uso di metriche di equità per garantire che i modelli di IA siano più equi e rispettosi della diversità dei pazienti.
- **Trasparenza e responsabilità:** la trasparenza dei modelli di IA è essenziale per comprendere i fattori che influenzano le decisioni mediche. I progettisti di algoritmi devono essere responsabili di rilevare e correggere i pregiudizi nei loro modelli, per garantire un uso responsabile dell'IA nell'assistenza sanitaria.

- **Formazione etica per gli operatori sanitari:** gli operatori sanitari devono essere resi consapevoli dei problemi di parzialità dell'IA e formati all'uso responsabile di queste tecnologie. Essi svolgono un ruolo chiave nella supervisione e nella convalida delle decisioni prese dall'IA, garantendo che le raccomandazioni siano eque e coerenti con i principi etici della medicina.

L'equità nei modelli di AI è una sfida complessa che richiede un approccio multidisciplinare e collaborativo. È essenziale che gli sviluppatori di algoritmi, i ricercatori di IA, gli operatori sanitari, i responsabili politici e i pazienti lavorino insieme per garantire che l'IA nell'assistenza sanitaria sia utilizzata in modo etico e responsabile, con un'attenzione particolare all'equità, all'accessibilità e alla qualità delle cure per tutti.

Responsabilità e responsabilità nelle decisioni sull'IA

La responsabilità e l'affidabilità sono aspetti cruciali dell'uso dell'intelligenza artificiale (AI) nell'assistenza sanitaria. Quando le decisioni mediche importanti sono prese in parte o in toto da sistemi di IA, è essenziale stabilire meccanismi di responsabilità per garantire la qualità, la sicurezza e l'etica delle cure. Ecco alcuni punti chiave sulla responsabilità e sulla responsabilità nelle decisioni di AI in ambito sanitario:

- **Responsabilità dei progettisti di algoritmi:** i progettisti di algoritmi di IA sono responsabili della qualità dei modelli che sviluppano. Devono assicurarsi che i modelli siano adeguatamente addestrati, convalidati e testati prima di essere impiegati in ambienti clinici. Devono anche prendere in considerazione i potenziali pregiudizi e i rischi associati alle decisioni prese dall'AI.

- **Trasparenza delle decisioni:** Le decisioni prese dai sistemi di AI devono essere trasparenti e spiegabili. I progettisti di algoritmi devono fornire meccanismi per spiegare come l'IA arriva alle sue conclusioni, in modo che gli operatori sanitari e i pazienti possano comprendere le ragioni alla base di queste decisioni.

- **Supervisione umana:** anche quando l'AI gioca un ruolo importante nel processo decisionale, la supervisione umana rimane essenziale. Gli operatori sanitari devono sempre supervisionare e convalidare le decisioni dell'AI, utilizzando la loro esperienza clinica per prendere decisioni informate.

- **Identificazione degli errori:** devono essere messi in atto dei meccanismi per individuare e correggere eventuali errori nelle decisioni di IA. Ciò può includere audit regolari, revisioni paritetiche e processi di segnalazione degli errori da parte degli operatori sanitari.

- **Formazione e istruzione:** gli operatori sanitari devono essere formati sull'uso dell'IA nell'assistenza sanitaria e sulla comprensione dei suoi limiti e rischi. Questo include anche la consapevolezza di come lavorare con i sistemi di IA per prendere decisioni etiche e informate.

- **Responsabilità delle organizzazioni sanitarie:** le organizzazioni sanitarie che utilizzano i sistemi di IA sono anche responsabili del loro uso etico e responsabile. Devono disporre di politiche e procedure per garantire che l'IA sia utilizzata in modo appropriato e in conformità con gli standard e le normative applicabili.

- **Responsabilità nei confronti dei pazienti:** I pazienti hanno il diritto di sapere come vengono prese le decisioni mediche che li riguardano, sia dagli operatori sanitari che dai sistemi di IA. Le organizzazioni sanitarie devono essere trasparenti con i pazienti sull'uso dell'IA nell'assistenza e garantire che i pazienti siano informati sui loro diritti e sulle scelte terapeutiche.

La responsabilità e l'affidabilità sono fondamentali per garantire un uso etico e responsabile dell'IA nell'assistenza sanitaria. Concentrandosi sulla trasparenza, sulla supervisione umana e sulla formazione adeguata degli operatori sanitari, è possibile ottenere il massimo dall'IA mantenendo la sicurezza e la qualità delle cure per i pazienti.

Autonomia e processo decisionale condiviso

L'integrazione dell'intelligenza artificiale (AI) nell'assistenza sanitaria solleva questioni importanti sull'autonomia del paziente e sul processo decisionale condiviso tra pazienti e operatori sanitari. L'autonomia è il diritto dei pazienti di prendere decisioni informate sulla loro salute, mentre il processo decisionale condiviso è un approccio collaborativo tra paziente e operatore sanitario per sviluppare un piano di trattamento che tenga conto dei valori e delle preferenze del paziente. Ecco come l'AI può influenzare l'autonomia del paziente e il processo decisionale condiviso:

- **Accesso alle informazioni:** l'AI consente ai pazienti di accedere a una quantità considerevole di informazioni sulla loro salute e sulle opzioni di trattamento. Questo rafforza la loro capacità di prendere decisioni informate e di svolgere un ruolo attivo nella propria cura.

- **Assistenza personalizzata:** l'AI può aiutare a personalizzare l'assistenza analizzando i dati individuali del paziente, come la storia medica, i risultati degli esami e le preferenze personali. Ciò consente di personalizzare i piani di cura per ogni paziente, rispettando la sua autonomia.

- **Spiegazioni trasparenti:** Quando l'AI viene utilizzata per prendere decisioni mediche, è essenziale fornire ai pazienti spiegazioni chiare e comprensibili sulle ragioni alla base di queste decisioni. Questo aiuta i pazienti a comprendere le raccomandazioni e a prendere decisioni informate in collaborazione con il loro team di cura.

- **Limiti dell'IA:** sebbene l'IA sia uno strumento prezioso, ha i suoi limiti. I pazienti devono essere consapevoli che l'AI non sostituisce il giudizio clinico degli operatori sanitari, ma può aiutarli a prendere decisioni informate.

- **Privacy:** l'uso dell'IA per analizzare i dati medici può sollevare problemi di privacy. I pazienti devono avere la certezza che i loro dati siano protetti e utilizzati in modo etico, il che può aumentare la loro fiducia nell'uso dell'IA nell'assistenza sanitaria.

- **Comunicazione ed educazione:** per facilitare un efficace processo decisionale condiviso, è essenziale che gli operatori sanitari comunichino chiaramente con i pazienti e li istruiscano sui benefici e sui limiti dell'IA nell'assistenza sanitaria.

- **Considerazione dei valori del paziente:** Nel processo decisionale condiviso, gli operatori sanitari devono prendere in considerazione i valori, le convinzioni e le preferenze del paziente. L'AI può fornire informazioni oggettive, ma la decisione finale deve sempre riflettere le esigenze e le scelte del paziente.

In definitiva, l'integrazione dell'IA nell'assistenza sanitaria può potenziare i pazienti e sostenere un processo decisionale condiviso più informato. Tuttavia, è essenziale garantire che l'uso dell'IA sia etico, trasparente e rispettoso dei diritti e delle preferenze dei pazienti. Concentrandosi sull'educazione, sulla comunicazione e sulla protezione della privacy, l'IA può essere utilizzata come un potente strumento per migliorare il processo decisionale in ambito sanitario, rispettando l'autonomia del paziente.

Consenso informato per l'uso dell'IA

Il consenso informato è un principio fondamentale dell'etica medica che garantisce che i pazienti comprendano appieno i rischi, i benefici e le implicazioni del loro trattamento o della loro partecipazione alla ricerca medica. Quando si tratta dell'uso dell'intelligenza artificiale (AI) nell'assistenza sanitaria, il consenso informato assume un'importanza particolare a causa della complessità di questa tecnologia. Ecco alcuni punti da considerare in merito al consenso informato per l'uso dell'AI:

- **Spiegare l'uso dell'IA:** i pazienti devono essere informati del fatto che l'IA può essere utilizzata per le loro cure mediche ed è importante spiegare loro in termini comprensibili come funziona l'IA, quali informazioni saranno utilizzate e come questo può influenzare le decisioni mediche che li riguardano.

- **Rischi e benefici:** i pazienti devono essere informati dei potenziali rischi associati all'uso dell'IA, come la distorsione o l'interpretazione errata dei dati, nonché dei benefici, come diagnosi più rapide e precise o raccomandazioni terapeutiche personalizzate.

- **Uso dei dati:** L'uso dell'IA spesso comporta l'analisi di grandi quantità di dati medici dei pazienti. Il consenso informato deve includere informazioni su come questi dati saranno utilizzati, archiviati e protetti per garantire la riservatezza e la sicurezza delle informazioni personali del paziente.

- **Diritto di rifiuto:** i pazienti hanno il diritto di rifiutare l'uso dell'IA nella loro assistenza medica. Devono essere informati di questa possibilità e avere la garanzia che tale rifiuto non avrà un impatto negativo sulla qualità delle loro cure.

- **Comprensione e domande:** Il consenso informato implica che i pazienti comprendano appieno le informazioni fornite e abbiano l'opportunità di porre domande per chiarire eventuali punti ambigui.

- **Aggiornamenti del consenso:** L'uso dell'IA nell'assistenza sanitaria può evolversi nel tempo, e i pazienti devono essere informati di qualsiasi cambiamento significativo nell'uso dell'IA e avere l'opportunità di fornire nuovamente il consenso informato.

- **Consenso specifico:** in alcuni casi, l'uso dell'IA può essere specifico per un particolare campo medico o tipo di trattamento. Il consenso informato deve essere adattato di conseguenza per riflettere queste specificità.

Il consenso informato per l'uso dell'IA è essenziale per rispettare i diritti dei pazienti all'autodeterminazione e al processo decisionale informato sulla loro salute. Gli operatori sanitari hanno la responsabilità di garantire che i pazienti comprendano appieno le implicazioni dell'uso dell'IA nella loro assistenza medica e di rispettare la loro scelta in merito al suo utilizzo. Favorire una comunicazione chiara e trasparente con i pazienti può promuovere l'uso responsabile ed etico dell'IA nell'assistenza sanitaria, rispettando i diritti e le preferenze dei pazienti.

Il ruolo dell'esperienza umana

Nonostante i rapidi progressi dell'intelligenza artificiale (AI) nell'assistenza sanitaria, le competenze umane restano insostituibili e svolgono un ruolo essenziale nell'erogazione di un'assistenza sanitaria di qualità. Ecco alcuni punti chiave sul ruolo dell'esperienza umana nel contesto dell'uso dell'IA nell'assistenza sanitaria:

- **Processo decisionale etico: le** competenze umane sono necessarie per affrontare le complesse questioni etiche che possono sorgere nell'assistenza sanitaria. Gli operatori sanitari possono tenere conto di considerazioni etiche, sociali e culturali nelle loro decisioni, tenendo conto delle preferenze dei pazienti e considerando le implicazioni a lungo termine.

- **Empatia e compassione:** l'assistenza sanitaria è innanzitutto una relazione tra paziente e assistente. L'esperienza umana ci permette di creare legami empatici e di fornire un supporto emotivo ai pazienti, che è essenziale per migliorare il loro benessere psicofisico.

- **Contesto individuale:** ogni paziente è unico, con esigenze e caratteristiche individuali. L'esperienza umana ci permette di prendere in considerazione queste specificità e di adattare l'assistenza a ogni singolo caso.

- **Flessibilità e adattabilità:** gli operatori sanitari possono trovarsi di fronte a situazioni impreviste o complesse che possono sfuggire agli algoritmi di AI. La loro esperienza consente di fornire soluzioni flessibili e su misura in scenari unici.

- **Comunicazione:** l'interazione con i pazienti e la comunicazione di informazioni complesse sono abilità umane cruciali nell'assistenza sanitaria. La capacità di spiegare i concetti medici in modo comprensibile ed empatico è essenziale per coinvolgere i pazienti nel loro trattamento.

- **Valutazione critica dei risultati dell'AI:** sebbene l'AI possa aiutare a fornire informazioni e raccomandazioni, gli operatori sanitari devono sempre essere in grado di valutare criticamente questi risultati per assicurarne l'accuratezza e la rilevanza clinica.

- **Creatività e risoluzione dei problemi:** l'esperienza umana consente la creatività e il pensiero critico per risolvere problemi complessi che potrebbero essere al di là delle capacità dell'IA.

L'integrazione dell'IA nell'assistenza sanitaria offre molte opportunità per migliorare la diagnosi, il trattamento e i risultati dei pazienti. Tuttavia, le competenze umane restano essenziali per integrare le capacità dell'IA e garantire un'assistenza sanitaria di alta qualità, etica e incentrata sul paziente. La convivenza dell'IA con l'esperienza umana sfrutterà al meglio entrambi i mondi, creando un sistema sanitario più completo ed efficiente che pone al centro il benessere del paziente.

Limiti e incertezze dei sistemi di IA

Sebbene l'intelligenza artificiale (AI) offra molte opportunità e promesse nel settore sanitario, ci sono anche limitazioni e incertezze associate al suo utilizzo. Ecco alcune delle principali limitazioni e incertezze dei sistemi di AI nell'assistenza sanitaria:

- **Mancanza di spiegabilità:** i modelli di AI, in particolare le reti neurali profonde, possono essere complessi e difficili da spiegare. Per gli operatori sanitari può essere difficile capire come l'AI arriva alle sue conclusioni, il che può portare a una perdita di fiducia nel suo utilizzo.

- **Dati di qualità:** i sistemi di AI richiedono set di dati di alta qualità per funzionare in modo ottimale. Se i dati sono incompleti, sbilanciati o contengono errori, ciò può influire sulla precisione e sull'affidabilità dei risultati dell'IA.

- **Bias nei dati:** I dati utilizzati per addestrare i modelli di AI possono contenere pregiudizi e disuguaglianze che possono essere riprodotti dall'AI. Questo può portare a raccomandazioni di trattamento ingiuste per alcuni gruppi di pazienti.

- **Limiti diagnostici:** sebbene l'AI possa essere preziosa per aiutare a diagnosticare alcune condizioni, non può sostituire l'esperienza umana in tutte le situazioni. Alcune diagnosi possono essere complesse e richiedono una valutazione completa del paziente da parte di un operatore sanitario.

- **Rischio di eccessiva fiducia:** l'eccessiva fiducia nei sistemi di IA può portare a un'eccessiva dipendenza dalla tecnologia, che può portare a errori se i risultati dell'IA non vengono adeguatamente verificati dagli operatori sanitari.

- **Mancanza di empatia:** l'AI manca di emozioni e di empatia, il che può essere un fattore limitante nelle interazioni con i pazienti, in particolare nelle situazioni emotive o delicate.

- **Cybersecurity e protezione dei dati:** L'uso dell'AI nell'assistenza sanitaria comporta la raccolta e l'utilizzo di grandi quantità di dati personali dei pazienti. Ciò solleva problemi di cybersecurity e di protezione dei dati, in quanto i sistemi di IA possono essere vulnerabili agli attacchi e alle violazioni della privacy.

- **Costi e accessibilità:** l'implementazione dell'IA nelle strutture sanitarie può essere costosa, il che può limitare l'accesso di alcune strutture o regioni con risorse limitate.

Nonostante queste limitazioni e incertezze, è importante riconoscere che l'AI ha il potenziale di trasformare l'assistenza sanitaria in modo positivo. Comprendendo i limiti dell'Intelligenza Artificiale e lavorando in modo responsabile ed etico, possiamo raccogliere i suoi benefici minimizzando i rischi potenziali. Un approccio equilibrato, che integri le competenze umane e l'IA in modo complementare, può ottimizzare i risultati dei pazienti e migliorare l'assistenza sanitaria nel suo complesso.

Standard etici per i sistemi di IA nell'assistenza sanitaria

I sistemi di intelligenza artificiale (AI) nell'assistenza sanitaria devono essere soggetti a rigorosi standard etici per garantire che vengano utilizzati in modo responsabile, equo e sicuro. Ecco alcuni importanti standard etici da considerare per i sistemi di IA nell'assistenza sanitaria:

- **Trasparenza e spiegabilità:** i sistemi di AI devono essere trasparenti nel loro funzionamento e nelle loro decisioni. I progettisti di algoritmi devono spiegare come l'AI arriva alle sue conclusioni, in modo che gli operatori sanitari e i pazienti possano comprendere le ragioni alla base di queste decisioni.

- **Equità e assenza di pregiudizi:** i sistemi di IA non devono riprodurre i pregiudizi esistenti nei dati di formazione. Si devono adottare misure per garantire che le raccomandazioni dell'IA siano eque e non favoriscano indebitamente alcuni gruppi di pazienti.

- **Privacy e protezione dei dati:** I dati medici dei pazienti sono altamente sensibili e devono essere trattati con il massimo rispetto della privacy. I sistemi di AI devono essere progettati per garantire la riservatezza, la sicurezza e l'integrità dei dati.

- **Responsabilità e rendicontazione: gli** sviluppatori e gli utenti dei sistemi di IA nell'assistenza sanitaria devono essere ritenuti responsabili delle loro azioni. Devono esistere meccanismi di responsabilità per individuare e correggere potenziali errori e per affrontare i reclami legati all'uso dell'IA.

- **Processo decisionale condiviso:** I sistemi di AI nell'assistenza sanitaria dovrebbero essere progettati per integrare e migliorare il processo decisionale condiviso tra pazienti e operatori sanitari, non per sostituire questo approccio collaborativo.

- **Uso etico dell'IA:** i sistemi di IA nell'assistenza sanitaria dovrebbero essere utilizzati per migliorare l'assistenza e il benessere dei pazienti, non per danneggiare o sfruttare le persone.

- **Formazione e istruzione: gli** operatori sanitari e i progettisti di algoritmi devono essere formati sull'uso etico dell'IA nell'assistenza sanitaria e sulla comprensione delle sue implicazioni etiche e sociali.

- **Valutazione indipendente:** I sistemi di IA nell'assistenza sanitaria devono essere valutati in modo indipendente per garantire la loro conformità etica e la loro sicurezza.

- **Consenso informato:** i pazienti devono essere informati dell'uso dell'IA nella loro assistenza medica e devono dare il loro consenso informato per questo uso.

- **Limiti e incertezze:** i limiti e le incertezze dei sistemi di IA nell'assistenza sanitaria devono essere comunicati chiaramente agli operatori sanitari e ai pazienti per prendere decisioni informate.

Seguendo questi standard etici, si può promuovere un uso responsabile ed etico dell'IA nell'assistenza sanitaria, assicurando che questa tecnologia innovativa sia veramente utile ai pazienti e contribuisca a migliorare l'assistenza sanitaria in modo equo e sostenibile. È essenziale che le persone coinvolte nello sviluppo e nell'uso dell'IA nell'assistenza sanitaria lavorino insieme per promuovere una cultura etica che metta al primo posto il benessere dei pazienti.

Prospettive per il futuro: L'evoluzione dell'IA nel processo decisionale clinico

Le prospettive per il futuro dell'intelligenza artificiale (AI) nel processo decisionale clinico sono promettenti e ricche di possibilità. L'AI continuerà a evolversi e a svilupparsi nell'assistenza sanitaria, apportando miglioramenti significativi al modo in cui gli operatori sanitari prendono decisioni cliniche. Ecco alcune prospettive chiave per il futuro:

- **Miglioramento dell'accuratezza diagnostica:** i sistemi di AI continueranno a migliorare nell'individuazione precoce e accurata delle malattie, consentendo diagnosi più rapide e affidabili. L'AI può essere particolarmente utile per identificare malattie rare o complesse.

- **Trattamento personalizzato:** L'AI fornirà una migliore comprensione della variazione inter-individuale nella risposta ai trattamenti. Analizzando grandi quantità di dati medici, l'AI sarà in grado di aiutare a personalizzare i trattamenti per ogni paziente, in base alle sue caratteristiche uniche.

- **Miglioramento del processo decisionale condiviso:** l'AI può supportare gli operatori sanitari e i pazienti a facilitare un processo decisionale condiviso più informato. Le informazioni fornite dall'AI possono aiutare i pazienti a comprendere meglio le opzioni terapeutiche e i rischi associati, incoraggiando la loro partecipazione attiva alla propria cura.

- **Gestione delle malattie croniche:** l'AI può essere utilizzata per monitorare i pazienti con malattie croniche in tempo reale e fornire raccomandazioni di gestione personalizzate. Questo può aiutare a migliorare il controllo della malattia e ad evitare complicazioni.

- **Rilevamento precoce delle epidemie:** L'AI può essere utilizzata per monitorare le tendenze epidemiologiche su scala globale e rilevare i segnali di allarme precoce di potenziali focolai. Ciò consentirà una risposta più rapida ed efficace alle future epidemie.

- **Migliore spiegazione e interpretabilità:** I ricercatori stanno lavorando su approcci per rendere i modelli di IA più spiegabili e interpretabili. Ciò consentirà agli operatori sanitari di comprendere meglio le decisioni prese dall'IA e di aumentare la loro fiducia nel suo utilizzo.

- **Integrazione perfetta nelle pratiche di cura:** con il progredire dell'AI, diventerà sempre più integrata nei sistemi sanitari e nei flussi di lavoro degli operatori sanitari. L'uso dell'AI diventerà più fluido e intuitivo, consentendo ai medici di trarne tutti i vantaggi.

- **Formazione e istruzione:** l'IA richiederà una formazione continua per gli operatori sanitari, per garantire un uso appropriato ed etico di questa tecnologia. Verranno sviluppati programmi di formazione per migliorare le competenze nell'uso dell'IA nell'assistenza sanitaria.

- **Collaborazione con l'industria:** l'AI continuerà ad essere sviluppata in collaborazione con l'industria tecnologica, aprendo nuove opportunità per l'innovazione e i progressi nell'assistenza sanitaria.

- **Sviluppi normativi:** con la diffusione dell'uso dell'IA nell'assistenza sanitaria, le normative e gli standard etici saranno aggiornati per garantire un uso responsabile e sicuro della tecnologia.

In sintesi, l'AI rappresenta un'evoluzione importante nel processo decisionale clinico che continuerà a rimodellare le pratiche sanitarie per gli anni a venire. L'attenzione all'etica, alla trasparenza e al miglioramento dell'assistenza al paziente sarà la chiave per realizzare il pieno potenziale dell'IA nell'assistenza sanitaria. Collaborando in modo responsabile, gli operatori sanitari e gli sviluppatori di IA possono creare un futuro integrato in cui l'IA e le competenze umane si uniscono per fornire un'assistenza sanitaria di alta qualità e incentrata sul paziente.

Rintracciare le epidemie: come l'AI sta aiutando a prevenire le crisi sanitarie globali

Introduzione alla sorveglianza epidemiologica basata sull'AI

L'introduzione della sorveglianza epidemiologica basata sull'intelligenza artificiale (AI) segna un significativo passo avanti nella gestione delle crisi sanitarie globali. La sorveglianza epidemiologica è il processo di raccolta, analisi e interpretazione continua dei dati sanitari per rilevare e monitorare i focolai di malattie infettive e di malattie notificabili. L'uso dell'IA in questo settore porta molti vantaggi, consentendo di individuare precocemente i focolai, di rispondere rapidamente e di prendere decisioni informate per prevenire la diffusione delle malattie.

Come funziona la sorveglianza epidemiologica basata sull'AI :

- **Raccolta di dati in tempo reale:** l'AI consente di raccogliere dati in tempo reale da diverse fonti, come cartelle cliniche elettroniche, sistemi di sorveglianza delle malattie, social media e sensori sanitari. Questi dati vengono aggregati e analizzati per rilevare tendenze e deviazioni che potrebbero indicare un'epidemia emergente.

- **Rilevamento precoce delle epidemie:** utilizzando gli algoritmi di apprendimento automatico, l'AI può identificare le anomalie nei dati sanitari e rilevare i modelli che potrebbero indicare l'inizio di un'epidemia. Ciò consente alle autorità sanitarie di intervenire rapidamente per contenere la diffusione prima che vada fuori controllo.

- **Monitoraggio dei movimenti della popolazione:** l'AI può tracciare i movimenti della popolazione utilizzando i dati di geolocalizzazione e di trasporto. Questo aiuta a prevedere la diffusione delle malattie e a identificare le aree ad alto rischio.

- **Analisi massiccia dei dati:** la sorveglianza epidemiologica basata sull'AI può analizzare grandi quantità di dati in tempi record, consentendo di individuare rapidamente modelli complessi e tendenze epidemiologiche.

- **Modellazione di epidemie:** Gli algoritmi di AI possono essere utilizzati per modellare la diffusione delle epidemie e prevederne l'evoluzione futura. Questo aiuta i dirigenti sanitari a pianificare le risorse necessarie per affrontare la crisi.

- **Supporto al processo decisionale:** l'AI fornisce informazioni fattuali e analisi approfondite per aiutare i decisori a prendere decisioni informate sulle misure di salute pubblica da adottare per controllare l'epidemia.

- **Sistemi di allerta precoce:** l'AI può essere integrata nei sistemi di allerta precoce che avvisano automaticamente le autorità sanitarie dei segnali di epidemie imminenti, consentendo una risposta rapida.

Vantaggi della sorveglianza epidemiologica basata sull'AI :
- **Velocità:** l'AI può analizzare grandi quantità di dati in tempo reale, consentendo di individuare e rispondere rapidamente alle epidemie emergenti.

- **Precisione:** gli algoritmi di apprendimento automatico possono rilevare modelli e tendenze complesse nei dati, migliorando la precisione della sorveglianza epidemiologica.

- **Adattabilità:** l'AI può adattarsi rapidamente ai cambiamenti delle epidemie e fornire ai responsabili della salute informazioni aggiornate.

- **Pianificazione efficace delle risorse:** modellando la diffusione delle epidemie, l'AI consente una migliore pianificazione delle risorse e una risposta più efficace.

- **Prevenire la diffusione:** individuando le epidemie in una fase iniziale, l'AI può aiutare a prevenire la loro diffusione su larga scala.

In conclusione, l'introduzione della sorveglianza epidemiologica basata sull'AI rappresenta un importante progresso nella gestione delle crisi sanitarie globali. Grazie alla sua capacità di analizzare i dati in modo rapido e preciso, l'AI svolge un ruolo chiave nell'individuazione precoce delle epidemie, nella pianificazione efficiente delle risorse e nella prevenzione della diffusione delle malattie. Tuttavia, è importante sottolineare che l'AI è uno strumento complementare e non sostituisce l'esperienza e il giudizio degli operatori sanitari nella gestione delle epidemie.

Raccolta e analisi dei dati in tempo reale

La raccolta e l'analisi dei dati in tempo reale sono elementi essenziali della sorveglianza epidemiologica basata sull'intelligenza artificiale (AI). Questo approccio consente di rilevare rapidamente le tendenze emergenti e le anomalie nei dati sanitari, facilitando l'individuazione precoce delle epidemie e un rapido processo decisionale nella sanità pubblica. Ecco come si ottiene la raccolta e l'analisi dei dati in tempo reale:

Raccolta dati in tempo reale :
- Sensori sanitari: i sensori sanitari, come i dispositivi indossabili, i monitor medici e i dispositivi di monitoraggio remoto, possono raccogliere dati in tempo reale sui segni vitali dei pazienti, come la

frequenza cardiaca, la pressione sanguigna, la temperatura e la saturazione di ossigeno.

- **Cartelle cliniche elettroniche (EMR): Gli** EMR consentono di archiviare e accedere elettronicamente ai dati medici dei pazienti. In questo modo, le informazioni sulle visite mediche, le diagnosi, i risultati di laboratorio e i trattamenti sono disponibili per gli operatori sanitari in tempo reale.

- **Monitoraggio dei social media:** l'AI può essere utilizzata per monitorare i social media alla ricerca di menzioni di sintomi di malattie o di situazioni epidemiche. Questo può fornire indizi su potenziali focolai di malattie.

- **Sorveglianza dei trasporti:** i dati di geolocalizzazione e di trasporto in tempo reale possono essere utilizzati per tracciare i movimenti della popolazione e identificare le aree ad alto rischio di epidemie.

- **Dati ambientali: la** raccolta di dati ambientali, come i livelli di inquinamento dell'aria, le condizioni meteorologiche e i dati sulla qualità dell'acqua, può aiutare a comprendere i fattori ambientali che potrebbero influenzare la diffusione della malattia.

Analisi dei dati in tempo reale :
- **Algoritmi di apprendimento automatico:** l'AI utilizza algoritmi di apprendimento automatico per analizzare i dati in tempo reale e rilevare modelli e tendenze. Questi algoritmi possono identificare le deviazioni dalle norme e avvertire di situazioni potenzialmente problematiche.

- **Modellazione predittiva:** i modelli predittivi basati sull'AI possono essere utilizzati per anticipare la diffusione delle epidemie. Utilizzando i dati attuali, questi modelli possono prevedere come si evolverà la situazione epidemiologica nei giorni e nelle settimane a venire.

- **Sistemi di allerta precoce:** l'AI può essere utilizzata per sviluppare sistemi di allerta precoce che individuano rapidamente le epidemie emergenti e inviano avvisi alle autorità sanitarie per una risposta rapida.

- **Identificare i focolai epidemici:** l'analisi dei dati in tempo reale può essere utilizzata per identificare le aree geografiche in cui potrebbero verificarsi i focolai epidemici, consentendo ai funzionari sanitari di concentrare gli sforzi di prevenzione e controllo.

- **Monitoraggio dei comportamenti sanitari:** l'analisi dei dati in tempo reale può essere utilizzata per monitorare i comportamenti sanitari della popolazione, come l'utilizzo dei servizi sanitari, l'uso di farmaci e la conformità alle misure preventive.

In conclusione, la raccolta e l'analisi dei dati in tempo reale utilizzando l'AI svolgono un ruolo cruciale nella sorveglianza epidemiologica e nella gestione delle crisi sanitarie. Questi approcci consentono di individuare rapidamente le epidemie emergenti, di seguirne la diffusione, di pianificare le risorse in modo efficiente e di prendere decisioni informate in materia di salute pubblica. La capacità di raccogliere e analizzare i dati in tempo reale consente una risposta più rapida e accurata alle epidemie, contribuendo a ridurre il loro impatto sulla salute pubblica.

Identificazione precoce delle epidemie

L'identificazione precoce delle epidemie è fondamentale per prevenire la loro rapida diffusione e per adottare misure efficaci di salute pubblica. Grazie all'uso dell'intelligenza artificiale (AI) e alla raccolta di dati in tempo reale, è possibile individuare rapidamente i segnali di allarme che indicano l'inizio di un'epidemia. Ecco come l'AI svolge un ruolo chiave nell'identificazione precoce delle epidemie:

- **Monitoraggio dei dati sanitari in tempo reale:** l'AI può raccogliere, aggregare e analizzare rapidamente i dati sanitari in tempo reale da una varietà di fonti, come cartelle cliniche elettroniche, sistemi di sorveglianza delle malattie, social media, sensori sanitari e rapporti epidemiologici. Analizzando questi dati in tempo reale, l'AI può rilevare tendenze e deviazioni insolite che potrebbero indicare un improvviso aumento dei casi di malattia.

- **Rilevamento di modelli e tendenze emergenti:** Utilizzando algoritmi di apprendimento automatico, l'AI può identificare rapidamente modelli e tendenze che potrebbero essere caratteristici di un'epidemia emergente. Ad esempio, se si osserva un aumento significativo di casi di sintomi simili in una determinata regione, l'AI può allertare le autorità sanitarie sulla possibilità di un'epidemia in corso.

- **Analisi del comportamento di ricerca online:** l'AI può monitorare il comportamento di ricerca online degli individui, come le ricerche di sintomi di malattie o di misure preventive. Cambiamenti significativi in questi comportamenti possono servire come indicatori precoci di un'epidemia emergente.

- **Utilizzo di sistemi di allerta precoce:** l'AI può essere integrata in sistemi di allerta precoce che identificano automaticamente i segnali di allarme precoce e inviano avvisi ai funzionari sanitari per un'azione immediata.
- **Analisi geospaziale:** l'AI può utilizzare i dati di geolocalizzazione per monitorare i movimenti della popolazione e identificare le aree in cui potrebbero verificarsi focolai epidemici. Ciò consente una risposta rapida e mirata in queste aree ad alto rischio.

- **Confronto con i dati storici:** l'AI può analizzare i dati storici sulle epidemie precedenti e confrontarli con i dati attuali per rilevare eventuali cambiamenti significativi o insoliti nei modelli epidemiologici.
-

Combinando la potenza dell'AI con la raccolta di dati in tempo reale, i sistemi di sorveglianza epidemiologica possono diventare molto più reattivi ed efficaci nell'identificazione precoce delle epidemie. Ciò consente ai funzionari sanitari di intervenire rapidamente per contenere la diffusione della malattia, isolare i casi confermati e attuare misure di prevenzione adeguate. L'identificazione precoce delle epidemie gioca un ruolo chiave nella prevenzione di gravi crisi sanitarie e l'AI offre uno strumento prezioso per rafforzare questa capacità di individuazione precoce e reagire rapidamente per proteggere la salute pubblica.

Modellazione predittiva delle epidemie

La modellazione epidemica predittiva è una potente applicazione dell'intelligenza artificiale (AI) nel campo della salute pubblica. Questo approccio utilizza algoritmi di apprendimento automatico per analizzare dati epidemiologici storici e in tempo reale, per prevedere l'evoluzione futura di un'epidemia. La modellazione predittiva svolge un ruolo cruciale nel processo decisionale in materia di salute pubblica, consentendo alle autorità sanitarie di pianificare e attuare misure di prevenzione e controllo in modo più informato e proattivo. Ecco come si ottiene la modellazione predittiva delle epidemie utilizzando l'AI:

- **Raccolta di dati epidemiologici: la** modellazione predittiva inizia con la raccolta di dati epidemiologici, come il numero di casi confermati, il numero di decessi, la geolocalizzazione dei casi, i fattori di rischio, i tassi di diffusione e così via. Questi dati possono provenire da diverse fonti, tra cui i sistemi di sorveglianza delle malattie, i rapporti epidemiologici, le cartelle cliniche elettroniche e i database governativi.

- **Pre-elaborazione dei dati:** Prima di applicare gli algoritmi di apprendimento automatico, i dati epidemiologici devono essere pre-elaborati per eliminare gli outlier, inserire i dati mancanti e normalizzare i dati per garantire la qualità e la coerenza dei dati utilizzati per l'analisi.

- **Selezione delle caratteristiche: i** dati epidemiologici possono contenere numerose variabili e caratteristiche. L'AI può essere utilizzata per selezionare le caratteristiche più rilevanti per l'analisi e la previsione, migliorando l'accuratezza del modello.

- **Modelli predittivi:** Utilizzando algoritmi di apprendimento automatico, si costruiscono modelli predittivi utilizzando dati epidemiologici storici. Questi modelli possono essere basati su vari algoritmi, come reti neurali, foreste casuali, macchine vettoriali di supporto, ecc.

- **Convalida del modello:** **i** modelli predittivi devono essere convalidati utilizzando dati indipendenti per valutare la loro precisione e affidabilità nella previsione delle epidemie.

- **Previsione dell'evoluzione dell'epidemia: una volta che** i modelli predittivi sono stati convalidati, vengono utilizzati per prevedere l'evoluzione futura dell'epidemia. Queste previsioni possono includere proiezioni del numero di casi futuri, della diffusione geografica, della durata dell'epidemia, ecc.

- **Pianificare le misure di salute pubblica:** le previsioni generate dalla modellazione predittiva aiutano i responsabili della salute a pianificare e attuare misure di salute pubblica adeguate per controllare l'epidemia. Queste possono includere campagne di vaccinazione, misure di quarantena, restrizioni di viaggio, ecc.

-

Grazie all'AI, la modellazione predittiva delle epidemie può essere effettuata in modo più rapido, più accurato e più proattivo. Consente ai dirigenti sanitari di prendere decisioni informate per proteggere la salute pubblica, prevenire la diffusione delle malattie e gestire meglio le crisi sanitarie. La modellazione predittiva è uno strumento prezioso nella cassetta degli attrezzi degli operatori sanitari per affrontare le sfide poste dalle epidemie e contribuire a salvare vite umane.

Sorveglianza globale della salute pubblica

La sorveglianza della salute pubblica globale è un'area cruciale per rilevare, prevenire e rispondere alle minacce alla salute globale, come le epidemie, le pandemie e le malattie infettive emergenti. L'uso dell'intelligenza artificiale

(AI) nella sorveglianza della salute pubblica globale porta vantaggi significativi, migliorando la raccolta e l'analisi dei dati su larga scala, l'individuazione precoce delle epidemie e il coordinamento internazionale degli sforzi di salute pubblica. Ecco come l'AI sta svolgendo un ruolo chiave nella sorveglianza della salute pubblica globale:

- **Raccolta di dati su larga scala:** l'AI facilita la raccolta, l'aggregazione e l'analisi dei dati sanitari provenienti da fonti multiple e geograficamente disperse. Ciò include i sistemi di sorveglianza delle malattie, le cartelle cliniche elettroniche, i database governativi, i rapporti epidemiologici, i social media e i sensori sanitari, tra gli altri. Questa raccolta di dati su larga scala ci permette di comprendere meglio le tendenze della salute globale e di identificare i problemi sanitari emergenti.

- **Rilevamento precoce delle epidemie:** L'AI viene utilizzata per analizzare i dati epidemiologici in tempo reale e rilevare i primi segnali di allarme di un'epidemia emergente. I modelli predittivi basati sull'AI possono identificare tendenze anomale e schemi insoliti nei dati, consentendo di individuare precocemente potenziali epidemie.

- **Monitoraggio dei viaggi internazionali:** l'AI può monitorare i viaggi internazionali su larga scala, come i viaggi aerei, per identificare i rischi di rapida diffusione delle malattie tra i Paesi. Ciò consente ai funzionari sanitari di adottare misure preventive per limitare la diffusione transfrontaliera delle malattie.

- **Analisi geospaziale:** l'AI utilizza i dati di geolocalizzazione per mappare la diffusione delle malattie, identificare le aree ad alto rischio e valutare l'efficacia delle misure di controllo adottate.

- **Monitoraggio dei social media:** l'AI viene utilizzata per monitorare i social media e le piattaforme online per individuare rapidamente le menzioni di sintomi di malattie, bandiere rosse e potenziali voci su questioni di salute pubblica.

- **Collaborazione internazionale:** l'AI facilita la collaborazione e lo scambio di informazioni tra le agenzie di salute pubblica di tutto il mondo. Consente un coordinamento rapido ed efficace degli sforzi per prevenire, controllare e rispondere alle minacce sanitarie globali.

- **Preparazione alle crisi sanitarie:** l'AI viene utilizzata per simulare scenari epidemici e valutare l'efficacia delle strategie di risposta. In questo modo è più facile prepararsi alle crisi sanitarie e sviluppare piani di risposta adeguati.

Con la sorveglianza della salute pubblica globale basata sull'AI, i funzionari sanitari possono comprendere meglio le tendenze della salute globale, individuare rapidamente le epidemie emergenti, coordinare gli sforzi della salute pubblica internazionale e prepararsi meglio alle crisi sanitarie. L'AI offre un'opportunità unica per rafforzare la sorveglianza della salute pubblica globale, migliorare la risposta alle emergenze sanitarie globali e proteggere la salute e il benessere delle popolazioni di tutto il mondo.

Intervento e risposta alle epidemie

L'intervento e la risposta alle epidemie sono passi essenziali per contenere la diffusione delle malattie infettive e minimizzare il loro impatto sulla salute pubblica. L'uso dell'intelligenza artificiale (AI) nell'intervento e nella risposta alle epidemie offre molti vantaggi, tra cui la rilevazione precoce, la gestione efficiente delle risorse, la pianificazione strategica e il coordinamento rapido degli sforzi di salute pubblica. Ecco come l'AI sta svolgendo un ruolo chiave nella risposta e nell'intervento contro le epidemie:

- **Rilevamento precoce delle epidemie:** analizzando i dati epidemiologici in tempo reale, l'AI consente di rilevare precocemente le epidemie emergenti. Gli algoritmi di apprendimento automatico possono identificare tendenze anomale e modelli insoliti nei dati, allertando le autorità sanitarie sulla possibilità di un'epidemia in corso.

- **Gestione delle risorse:** l'AI può aiutare a ottimizzare la gestione delle risorse durante un'epidemia. Può prevedere il numero di casi futuri, il fabbisogno di letti d'ospedale, di farmaci, di dispositivi di protezione individuale, eccetera, consentendo alle autorità sanitarie di pianificare e distribuire le risorse in modo più efficace.

- **Identificare i focolai epidemici:** l'AI utilizza l'analisi geospaziale per identificare le aree geografiche in cui si stanno formando i focolai epidemici. Ciò consente di indirizzare gli interventi di salute pubblica verso queste aree ad alto rischio.

- **Tracciamento dei contatti:** L'AI può essere utilizzata per tracciare i contatti dei casi confermati di una malattia infettiva, facilitando la rapida individuazione di nuovi casi e l'attuazione di misure di quarantena mirate.

- **Modellare la diffusione dell'epidemia:** l'AI può modellare la diffusione dell'epidemia utilizzando i dati epidemiologici attuali e passati. Ciò consente di fare previsioni su come l'epidemia potrebbe svilupparsi nei giorni e nelle settimane a venire, aiutando i funzionari sanitari a prendere decisioni informate.

- **Processo decisionale informato:** l'AI fornisce informazioni fattuali e analisi approfondite per aiutare i decisori a prendere decisioni informate sulle misure di salute pubblica da attuare per controllare l'epidemia.

- **Comunicazione e sensibilizzazione:** l'AI può essere utilizzata per diffondere informazioni aggiornate sull'epidemia, sulle misure di prevenzione e sulle risorse disponibili. Ciò contribuisce a sensibilizzare l'opinione pubblica e a incoraggiare la cooperazione nella lotta contro l'epidemia.

- **Monitoraggio della risposta:** l'AI permette di monitorare l'efficacia delle misure di salute pubblica implementate e di fornire un feedback in tempo reale ai responsabili della salute, consentendo di adeguare rapidamente le strategie di risposta, se necessario.

Combinando l'AI con l'esperienza degli operatori sanitari, gli interventi e le risposte alle epidemie possono essere più rapidi, più accurati e più adatti alle sfide sanitarie che le popolazioni devono affrontare. L'AI offre un supporto prezioso nella gestione delle crisi sanitarie e aiuta a salvare vite umane, consentendo una risposta più efficace e coordinata alle epidemie. Tuttavia, è importante notare che l'AI è uno strumento complementare e non sostituisce le competenze umane nel processo decisionale e nell'attuazione degli interventi di salute pubblica.

Sfide della sorveglianza epidemiologica basata sull'AI

La sorveglianza epidemiologica basata sull'intelligenza artificiale (AI) offre molti vantaggi, ma deve anche affrontare sfide significative. Ecco alcune delle principali sfide della sorveglianza epidemiologica basata sull'AI:

- **Qualità dei dati :** La qualità dei dati è essenziale per una sorveglianza epidemiologica efficace. L'AI dipende da dati accurati, completi e affidabili per produrre analisi e previsioni pertinenti. Tuttavia, i dati epidemiologici possono talvolta essere incompleti, parziali o errati, il che può influire sull'affidabilità dei risultati dell'IA.

- **Protezione della privacy:** la sorveglianza epidemiologica basata sull'AI spesso comporta la raccolta e l'analisi di grandi quantità di dati sanitari personali. È essenziale garantire la protezione della privacy individuale, pur consentendo l'utilizzo dei dati per scopi di salute pubblica.

- **Complessità del modello:** i modelli di AI utilizzati per la sorveglianza epidemiologica possono essere complessi e richiedono competenze specialistiche per essere sviluppati e interpretati. La complessità dei modelli può renderli difficili da usare per gli operatori sanitari e i decisori che non hanno familiarità con l'AI.

- **Mancanza di dati:** In alcune regioni del mondo, in particolare nei Paesi in via di sviluppo, potrebbe esserci una mancanza di dati epidemiologici disponibili per alimentare i modelli di AI. Questo può limitare l'efficacia della sorveglianza epidemiologica basata sull'AI in queste regioni.

- **Interpretabilità   dei risultati: i** modelli di IA, come le reti neurali profonde, possono essere difficili da interpretare. Spesso è difficile capire esattamente come l'IA abbia preso una decisione o prodotto un risultato, il che può costituire un ostacolo all'accettazione e all'utilizzo dell'IA nella sorveglianza epidemiologica.

- **Risorse finanziarie e tecnologiche:** l'implementazione della sorveglianza epidemiologica basata sull'AI può richiedere risorse finanziarie e tecnologiche significative. Non tutte le regioni del mondo dispongono delle risorse necessarie per adottare e implementare pienamente queste tecnologie.

- **Integrazione con i sistemi sanitari esistenti:** L'integrazione dell'IA nei sistemi sanitari esistenti può essere una sfida, soprattutto nelle strutture sanitarie che non sono ancora pronte ad abbracciare completamente queste nuove tecnologie.

- **Risposta rapida alle epidemie:** Sebbene l'AI possa aiutare a rilevare le epidemie emergenti, è essenziale essere in grado di agire rapidamente ed efficacemente per controllare la diffusione delle malattie. L'AI deve essere utilizzata insieme a un coordinamento efficace dei sistemi sanitari e delle autorità sanitarie, per garantire una risposta rapida.

Nonostante queste sfide, l'integrazione dell'AI nella sorveglianza epidemiologica offre un enorme potenziale per migliorare l'individuazione precoce delle epidemie, la gestione delle risorse e la pianificazione strategica. Superando queste sfide, l'AI può diventare uno strumento prezioso nella lotta contro le malattie infettive e contribuire a migliorare la salute pubblica su scala globale. Tuttavia, è importante continuare a valutare e migliorare continuamente gli approcci basati sull'IA per garantirne l'efficacia e l'utilità nella pratica della salute pubblica.

Prepararsi alle future pandemie

La preparazione alle future pandemie è una priorità importante per i funzionari della sanità pubblica e i responsabili delle decisioni in tutto il mondo. L'intelligenza artificiale (AI) svolge un ruolo chiave in questa preparazione, migliorando le capacità di rilevamento precoce, risposta rapida e gestione efficace delle risorse. Ecco come l'AI può aiutare a prepararsi alle future pandemie:

• **Sorveglianza epidemiologica avanzata:** l'AI consente una sorveglianza epidemiologica avanzata, analizzando i dati epidemiologici da più fonti in tempo reale. Identificando rapidamente i primi segnali di allarme, l'AI può aiutare a rilevare e prevedere le epidemie emergenti prima che vadano fuori controllo.

• **Modellazione predittiva:** l'AI può modellare la potenziale diffusione di una pandemia utilizzando dati epidemiologici storici e in tempo reale. Ciò consente ai responsabili delle decisioni di comprendere meglio i modelli di diffusione potenziali e di anticipare le esigenze di risorse e di risposta.

• **Simulazione di scenari:** L'AI può essere utilizzata per simulare scenari di epidemia per capire meglio come potrebbe evolvere una pandemia e quali misure di salute pubblica sarebbero più efficaci per affrontarla. Questo aiuta a sviluppare piani di risposta ben informati e a prevedere le conseguenze delle diverse azioni.

- **Sviluppo di vaccini e trattamenti:** L'AI può accelerare il processo di scoperta e sviluppo di nuovi vaccini e trattamenti, analizzando rapidamente grandi quantità di dati scientifici e identificando potenziali bersagli farmacologici.

- **Monitoraggio dei viaggi internazionali:** l'AI può monitorare i viaggi internazionali e i viaggi aerei per individuare i potenziali rischi di rapida diffusione della malattia tra i Paesi. Questo aiuta a mettere in atto misure di controllo alle frontiere per limitare la diffusione della pandemia.

- **Comunicazione e consapevolezza:** l'AI può essere utilizzata per diffondere rapidamente informazioni aggiornate sulla pandemia, sulle misure di prevenzione e sulle risorse disponibili. Questo aiuta a sensibilizzare l'opinione pubblica e a promuovere un comportamento responsabile.

- **Coordinamento degli sforzi internazionali:** l'AI facilita il coordinamento internazionale degli sforzi di salute pubblica, consentendo un rapido scambio di informazioni e dati tra i Paesi. Ciò consente una risposta più coordinata ed efficace alle pandemie che attraversano i confini.

- **Formazione e preparazione degli operatori sanitari:** l'AI può essere utilizzata per sviluppare programmi di formazione online e simulazioni per preparare gli operatori sanitari ad affrontare una pandemia. Questo aiuta a rafforzare le competenze e le conoscenze necessarie per affrontare le sfide di una pandemia.

Preparando i sistemi sanitari con l'AI e sviluppando strategie di risposta anticipate, possiamo essere meglio preparati ad affrontare le future pandemie. L'AI offre un'opportunità unica per migliorare la preparazione, l'individuazione precoce e la gestione delle pandemie, contribuendo a proteggere la salute pubblica e a salvare vite umane in caso di future crisi sanitarie. Tuttavia, un investimento continuo nella ricerca e nello sviluppo dell'IA per la salute pubblica è essenziale per massimizzare i suoi benefici nella preparazione a future pandemie.

Prospettive future : L'evoluzione della sorveglianza epidemiologica grazie all'AI

Le prospettive future per lo sviluppo della sorveglianza epidemiologica tramite l'intelligenza artificiale (AI) sono molto promettenti. L'AI continuerà a svolgere un ruolo cruciale nella preparazione, nell'individuazione precoce, nella risposta rapida e nella gestione delle future pandemie, oltre che nel miglioramento generale della salute pubblica. Ecco alcune aree chiave in cui l'AI potrebbe apportare miglioramenti significativi nella sorveglianza epidemiologica:

- **Modelli predittivi migliorati: I** modelli di AI utilizzati per prevedere la diffusione delle epidemie diventeranno sempre più sofisticati, prendendo in considerazione un maggior numero di variabili e fattori di rischio. L'integrazione dei dati provenienti da più fonti, come i dati ambientali, i social network, i sensori di salute indossabili, eccetera, consentirà previsioni più accurate e in tempo reale.

- **Utilizzo di dati non strutturati: L'**AI permetterà di utilizzare meglio i dati non strutturati, come testi medici, immagini e video, per arricchire la sorveglianza epidemiologica. Ad esempio, l'analisi delle immagini radiologiche potrebbe aiutare a identificare rapidamente le caratteristiche specifiche delle malattie infettive.

- **Sorveglianza in tempo reale:** l'AI faciliterà l'implementazione di sistemi di sorveglianza in tempo reale, in cui i dati epidemiologici vengono raccolti e analizzati continuamente, consentendo un rilevamento ancora più rapido delle epidemie emergenti e una risposta più rapida.

- **IA conversazionale e chatbot:** l'IA conversazionale, come i chatbot, potrebbe essere utilizzata per fornire informazioni e consigli personalizzati alle persone sulle misure preventive, sui sintomi a cui prestare attenzione, sui centri di screening, ecc. Questo aiuterebbe a sensibilizzare l'opinione pubblica e a rispondere rapidamente alle domande.

- **Migliore integrazione dei dati:** L'AI faciliterà l'integrazione dei dati provenienti da diversi sistemi sanitari e da fonti eterogenee. Ciò consentirà un'analisi più globale delle epidemie, identificando le tendenze epidemiologiche che superano i confini geografici e istituzionali.

- **Uso dell'apprendimento per rinforzo:** L'apprendimento per rinforzo potrebbe essere applicato per ottimizzare gli interventi di salute pubblica, testando diverse strategie e adattando continuamente le azioni in base ai risultati ottenuti.

- **Medicina di precisione:** l'AI consentirà un approccio più personalizzato alla salute, dove gli individui potranno beneficiare di raccomandazioni sanitarie basate sulle loro caratteristiche genetiche, sulla loro storia medica e sul loro stile di vita, che potrebbero aiutare a prevenire e gestire le malattie in modo più efficace.

- **Intelligenza collettiva:** l'AI può anche facilitare la collaborazione tra gli esperti di salute pubblica di tutto il mondo, consentendo la rapida condivisione di dati, modelli e strategie di intervento per affrontare le epidemie globali.

Tuttavia, per realizzare appieno queste prospettive future, è necessario superare alcune sfide, come la riservatezza e la sicurezza dei dati, l'interpretabilità dei modelli, l'accettazione da parte degli operatori sanitari e del pubblico in generale e l'accesso equo alle tecnologie AI in tutto il mondo. Investendo nella ricerca, nella formazione e nelle infrastrutture, possiamo fare dell'IA un potente strumento per migliorare la sorveglianza epidemiologica e rafforzare la nostra capacità di affrontare le sfide future della salute pubblica.

Algoritmi per salvare vite: come l'AI sta rivoluzionando le emergenze mediche

Introduzione alle emergenze mediche e all'AI

L'introduzione dell'intelligenza artificiale (AI) nel campo delle emergenze mediche promette di rivoluzionare il modo in cui i pazienti vengono assistiti in situazioni critiche. Le emergenze mediche sono situazioni in cui un intervento medico rapido e accurato è essenziale per preservare la vita e la salute dei pazienti. L'AI può svolgere un ruolo chiave nel migliorare la gestione delle emergenze mediche, fornendo un'assistenza rapida e accurata agli operatori sanitari e migliorando i risultati dei pazienti. Ecco alcuni aspetti chiave dell'introduzione dell'AI nelle emergenze mediche:

- **Rilevamento precoce delle emergenze:** l'AI può essere utilizzata per analizzare i segni vitali dei pazienti in tempo reale, come la frequenza cardiaca, la pressione sanguigna, la temperatura, eccetera, per rilevare i primi segnali di allarme di un disagio medico. Ciò consente un intervento precoce e potrebbe aiutare a prevenire gravi complicazioni.

- **Previsione degli esiti:** l'AI può essere utilizzata per prevedere gli esiti dei pazienti in situazioni di emergenza, utilizzando modelli predittivi basati su dati medici precedenti. Questo può aiutare gli operatori sanitari a prendere decisioni informate su trattamenti e interventi.

- **Supporto diagnostico:** l'AI può essere utilizzata come strumento di supporto diagnostico nelle emergenze mediche, analizzando i dati del paziente e fornendo suggerimenti sulle possibili cause dei sintomi presenti. Questo può aiutare i medici a fare una diagnosi più rapida e accurata.

- **Ottimizzare il triage:** l'AI può essere utilizzata per ottimizzare il triage dei pazienti nei reparti di emergenza, identificando i pazienti più critici che richiedono un'attenzione immediata e aiutando ad allocare le risorse in base alla gravità.

- **Assistenza nelle procedure mediche:** l'AI può essere utilizzata per aiutare i medici nelle procedure mediche complesse, come l'intubazione o il posizionamento di cateteri, fornendo informazioni in tempo reale sulla posizione e l'orientamento degli strumenti medici.

- **Supporto alle decisioni:** l'AI può essere utilizzata per fornire raccomandazioni ai medici sulla base di dati specifici del paziente e delle migliori pratiche mediche. Questo può aiutare i medici a prendere decisioni rapide e informate durante le emergenze.

- **Formazione e simulazione:** l'AI può essere utilizzata per sviluppare simulazioni di emergenze mediche, consentendo agli operatori sanitari di esercitarsi nella gestione di situazioni critiche in un ambiente sicuro e controllato.

- **Comunicazione e coordinamento:** l'AI può facilitare la comunicazione e il coordinamento tra i vari membri dell'équipe medica durante le emergenze, fornendo informazioni in tempo reale sulle condizioni del paziente e sulle azioni in corso.

L'introduzione dell'AI nelle emergenze mediche ha il potenziale di trasformare il modo in cui gestiamo le situazioni di emergenza e di migliorare l'assistenza ai pazienti quando ne hanno più bisogno. Tuttavia, è importante notare che l'AI non sostituisce gli operatori sanitari, ma li assiste e li supporta nel processo decisionale e nella gestione delle emergenze. L'AI è uno strumento potente che, usato in modo responsabile, può migliorare significativamente la qualità dell'assistenza di emergenza e salvare vite umane.

Rilevamento precoce delle emergenze mediche

Il rilevamento precoce delle emergenze mediche è un aspetto cruciale dell'assistenza sanitaria, che consente un intervento rapido e appropriato per preservare la vita e la salute dei pazienti. L'introduzione dell'intelligenza artificiale (AI) in questo settore ha il potenziale di migliorare significativamente il rilevamento precoce delle emergenze mediche, analizzando i dati dei pazienti in tempo reale e identificando i primi segnali di allarme. Ecco alcuni dei modi in cui l'AI può contribuire al rilevamento precoce delle emergenze mediche:

- **Analisi dei segni vitali:** l'AI può analizzare i segni vitali dei pazienti, come la frequenza cardiaca, la pressione sanguigna, la temperatura e la saturazione di ossigeno, in tempo reale. Può rilevare variazioni anomale nei segni vitali che potrebbero indicare una condizione critica, consentendo un intervento rapido.

- **Elaborazione continua dei dati:** l'AI è in grado di elaborare continuamente grandi quantità di dati provenienti da monitor medici, sensori indossabili e altre fonti. Ciò consente il monitoraggio continuo dei pazienti, che è essenziale per rilevare rapidamente i cambiamenti nel loro stato di salute.

- **Modellazione predittiva:** l'AI può utilizzare modelli predittivi basati su dati medici precedenti per anticipare il rischio di complicazioni o deterioramento in un determinato paziente. Questo aiuta gli operatori sanitari a prendere misure preventive per evitare le emergenze.

- **Rilevamento delle tendenze:** l'AI può rilevare le tendenze a lungo termine nei dati dei pazienti, come ad esempio un graduale deterioramento del loro stato di salute. Questo rilevamento precoce dei cambiamenti graduali può essere fondamentale per prevenire le emergenze mediche.

- **Identificazione di modelli complessi:** L'AI può identificare modelli complessi e sottili nei dati dei pazienti, che potrebbero indicare un'emergenza imminente. Questi schemi possono essere difficili da rilevare per gli esseri umani, ma l'AI può identificarli rapidamente.

- **Integrazione di dati eterogenei:** l'AI può integrare dati eterogenei provenienti da fonti diverse, tra cui cartelle cliniche elettroniche, immagini mediche e informazioni genetiche. Questo approccio olistico aiuta a comprendere meglio lo stato di salute del paziente e ad anticipare i rischi potenziali.

- **Avvisi preventivi:** l'AI può generare avvisi preventivi per gli operatori sanitari quando i dati di un paziente indicano un deterioramento imminente. Ciò consente a medici e infermieri di intervenire rapidamente e fornire cure di emergenza prima che la situazione peggiori.

- **Utilizzo di dati in tempo reale:** l'AI può utilizzare i dati in tempo reale per rilevare le emergenze mediche non appena si verificano. Questo è particolarmente importante nelle situazioni di emergenza, dove ogni minuto è importante.

Integrando l'AI nel rilevamento precoce delle emergenze mediche, gli operatori sanitari possono beneficiare di un'assistenza preziosa per prendere decisioni rapide e informate. Questo può salvare vite e migliorare i risultati dei pazienti in situazioni critiche. Tuttavia, è importante notare che l'AI deve essere utilizzata in modo responsabile e in combinazione con le competenze mediche umane, in quanto non può sostituire il giudizio clinico degli operatori sanitari.

Ordinamento e allocazione delle risorse

Il triage e l'allocazione delle risorse sono elementi essenziali nella gestione delle emergenze mediche, in particolare nelle situazioni di crisi in cui le risorse possono essere limitate. L'introduzione dell'intelligenza artificiale (AI) in questo settore offre l'opportunità di migliorare l'efficienza e l'accuratezza del triage, nonché di ottimizzare l'allocazione delle risorse per soddisfare le esigenze dei pazienti in modo più efficace. Ecco come l'AI può contribuire al triage e all'allocazione delle risorse:

- **Triage precoce e accurato:** l'AI può aiutare a valutare in modo rapido e accurato la gravità dei pazienti non appena arrivano al Pronto Soccorso. Analizzando i segni vitali, i sintomi e l'anamnesi dei pazienti, l'AI può classificare i pazienti in base al loro livello di urgenza e alla priorità di trattamento.

- **Algoritmi di triage personalizzati:** l'AI può utilizzare algoritmi di triage personalizzati che tengono conto delle caratteristiche individuali di ciascun paziente per valutare la gravità della sua condizione. Ciò consente di adattare il triage alle esigenze specifiche di ogni paziente.

- **Previsione della gravità:** l'AI può prevedere la probabile gravità della condizione di un paziente in base ai dati medici precedenti e ai modelli predittivi. Ciò consente agli operatori sanitari di prendere

158

decisioni informate sull'allocazione delle risorse, anticipando le esigenze future.

- **Ottimizzazione delle risorse:** l'AI può aiutare a ottimizzare l'allocazione delle risorse in base alla gravità dei casi. Ad esempio, può aiutare a determinare quali pazienti necessitano di un ricovero immediato, quali possono essere trattati in regime ambulatoriale e quali possono essere assistiti a casa.

- **Equità nell'allocazione delle risorse:** l'AI può essere utilizzata per garantire che le risorse siano allocate in modo equo, tenendo conto delle esigenze di tutti i pazienti, indipendentemente dalla loro origine sociale, razza o condizione economica.

- **Gestione della disponibilità dei letti:** l'AI può aiutare a gestire la disponibilità dei letti ospedalieri in tempo reale, prevedendo le esigenze future e ottimizzando i flussi di pazienti per evitare colli di bottiglia.

- **Previsione delle risorse necessarie:** l'AI può prevedere le risorse mediche necessarie in base alla gravità dei casi e alle tendenze epidemiologiche. Ciò consente una pianificazione proattiva e un uso efficiente delle risorse.

- **Riallocazione dinamica delle risorse:** l'AI può aiutare nella riallocazione dinamica delle risorse in base alle esigenze mutevoli dei pazienti. Ad esempio, può aiutare a riallocare il personale medico o le attrezzature in tempo reale per rispondere alle emergenze critiche.

Utilizzando l'AI per il triage e l'allocazione delle risorse, le istituzioni sanitarie possono migliorare la gestione dei pazienti in situazioni di emergenza, ottimizzare l'uso di risorse limitate e migliorare i risultati clinici. Tuttavia, è importante notare che l'AI deve essere utilizzata in modo responsabile ed etico, tenendo presente che la decisione finale deve sempre essere presa dagli operatori sanitari, tenendo conto del contesto e delle condizioni specifiche del paziente. L'AI è uno strumento potente che, se usato con saggezza, può contribuire a migliorare l'assistenza sanitaria nelle situazioni di emergenza.

Migliorare l'efficacia dei protocolli di emergenza

L'introduzione dell'intelligenza artificiale (AI) nei protocolli di emergenza medica promette di migliorare significativamente la loro efficienza, che può tradursi in migliori risultati clinici per i pazienti e in un migliore utilizzo delle risorse mediche. Ecco come l'AI può contribuire a migliorare l'efficienza dei protocolli di emergenza:

- **Analisi rapida dei dati:** L'AI può analizzare rapidamente grandi quantità di dati provenienti da più fonti, tra cui i segni vitali del paziente, i risultati dei test di laboratorio, le immagini mediche e le cartelle cliniche elettroniche. Utilizzando algoritmi sofisticati, l'AI può estrarre informazioni rilevanti in tempo reale, consentendo una rapida valutazione delle condizioni del paziente.

- **Assistenza diagnostica:** l'AI può fornire una preziosa assistenza ai medici, suggerendo possibili diagnosi basate sui dati del paziente e sui sintomi presentati. Ciò consente ai medici di risparmiare tempo nello stabilire una diagnosi e di iniziare rapidamente il trattamento appropriato.

- **Processo decisionale informato:** utilizzando modelli predittivi basati su dati medici passati, l'AI può aiutare i medici a prendere decisioni informate su trattamenti e interventi. Questo ottimizza l'assistenza ai pazienti.

- **Triage ottimizzato:** l'AI può aiutare a ottimizzare il triage dei pazienti appena arrivano al Pronto Soccorso, valutando rapidamente la gravità della loro condizione. Ciò consente di assegnare le risorse in base all'urgenza di ciascun caso, migliorando l'efficienza complessiva dell'assistenza ai pazienti.

- **Assistenza durante le procedure mediche:** l'AI può essere utilizzata come aiuto durante le procedure mediche complesse, come l'intubazione o l'intervento chirurgico, fornendo informazioni in tempo reale sulla posizione e l'orientamento degli strumenti medici.

- **Gestione della disponibilità di posti letto:** l'AI può prevedere il fabbisogno futuro di posti letto ospedalieri in base alle tendenze epidemiologiche e ai dati dei pazienti. Ciò consente una migliore gestione della disponibilità dei letti e l'ottimizzazione dei flussi di pazienti.

- **Rilevamento precoce delle complicazioni:** L'AI può rilevare i primi segnali di allarme delle complicazioni nei pazienti, consentendo un intervento rapido per prevenire problemi di salute più gravi.

- **Simulazione e formazione:** l'AI può essere utilizzata per sviluppare simulazioni di emergenze mediche, consentendo agli operatori sanitari di allenarsi nella gestione di situazioni critiche in un ambiente sicuro e controllato. Questo migliora la loro reattività e preparazione nelle situazioni di emergenza reali.

Migliorando l'efficienza dei protocolli di emergenza, l'AI può contribuire a salvare vite e a migliorare i risultati dei pazienti in situazioni critiche. Tuttavia, è importante notare che l'AI non sostituisce gli operatori sanitari, ma li assiste e li supporta nel processo decisionale e nella gestione delle emergenze. L'AI è uno strumento potente che, se usato in modo responsabile e in combinazione con le competenze mediche umane, può migliorare significativamente la qualità dell'assistenza in caso di emergenza.

Integrazione delle tecnologie AI nelle ambulanze

L'integrazione delle tecnologie di intelligenza artificiale (AI) nelle ambulanze può trasformare l'erogazione dell'assistenza di emergenza, migliorando il rilevamento precoce delle emergenze mediche, fornendo assistenza agli operatori sanitari e ottimizzando l'uso delle risorse mediche. Ecco come l'AI può essere integrata nelle ambulanze per migliorare l'assistenza di emergenza:

- **Monitoraggio in tempo reale:** le ambulanze dotate di dispositivi di monitoraggio medico in tempo reale possono raccogliere i segni vitali dei pazienti e trasmettere questi dati a un sistema AI. L'AI può analizzare questi dati in tempo reale per rilevare i primi segni di sofferenza medica e allertare il team medico in caso di emergenza.

- **Supporto diagnostico:** l'AI può essere utilizzata come strumento di supporto diagnostico nelle ambulanze. Analizzando i dati del paziente, l'AI può fornire suggerimenti su possibili diagnosi e raccomandazioni terapeutiche, aiutando gli operatori sanitari a prendere decisioni informate durante il trasporto dei pazienti.

- **Ottimizzazione del triage:** l'AI può aiutare a ottimizzare il triage dei pazienti non appena questi vengono presi in consegna dall'ambulanza. Valutando rapidamente la gravità dei pazienti, l'AI può aiutare l'équipe medica ad allocare le risorse in modo appropriato, dando priorità ai pazienti più critici da trasportare nelle strutture sanitarie giuste.

- **Trasferimento di informazioni in tempo reale:** l'AI può facilitare la trasmissione di informazioni importanti tra l'ambulanza e la struttura sanitaria di destinazione. Ad esempio, l'AI può informare l'équipe medica dell'ospedale sulle condizioni del paziente e sugli interventi già effettuati in ambulanza, consentendo un'assistenza più fluida all'arrivo in ospedale.

- **Guida durante le procedure mediche:** l'AI può essere utilizzata per fornire informazioni in tempo reale agli operatori sanitari durante le procedure mediche di emergenza, come l'intubazione o la somministrazione di farmaci. Ciò può contribuire a migliorare l'accuratezza e la sicurezza di queste procedure critiche.

- **Previsione dei requisiti di risorse:** l'AI può prevedere le risorse mediche necessarie per ogni emergenza, consentendo una migliore pianificazione del trasporto e dell'accoglienza dei pazienti nelle strutture sanitarie.

- **Formazione e simulazione:** l'AI può essere utilizzata per sviluppare simulazioni di emergenze mediche nelle ambulanze, consentendo agli operatori sanitari di formarsi nella gestione di situazioni critiche in un ambiente sicuro e controllato.

L'integrazione delle tecnologie AI nelle ambulanze può contribuire a migliorare l'assistenza di emergenza, consentendo un rilevamento più rapido delle emergenze mediche, fornendo assistenza agli operatori sanitari durante gli interventi e ottimizzando l'uso delle risorse mediche. Tuttavia, è essenziale garantire che queste tecnologie siano utilizzate in modo responsabile ed etico, tenendo presente che l'AI deve sempre essere complementare all'esperienza e al giudizio clinico degli operatori sanitari. L'AI offre un notevole potenziale per migliorare l'assistenza in caso di emergenza e salvare vite umane, ma deve essere utilizzata con cautela e nel rispetto dei principi etici e della sicurezza dei pazienti.

Sfide e limiti dell'utilizzo dell'IA nelle emergenze mediche

L'uso dell'intelligenza artificiale (AI) nelle emergenze mediche offre molti vantaggi, ma affronta anche una serie di sfide e limitazioni che devono essere considerate per un'implementazione sicura ed efficace. Alcune delle principali sfide e limitazioni includono:

- **Affidabilità dei dati:** L'AI si basa su dati accurati e affidabili per prendere decisioni informate. Se i dati in arrivo sono incompleti, errati o parziali, ciò può portare a errori nelle previsioni e nelle raccomandazioni dell'AI, che possono avere gravi conseguenze in situazioni di emergenza.

- **Complessità delle situazioni di emergenza:** le emergenze mediche possono essere complesse e varie e ogni paziente è unico. L'AI a volte può faticare a gestire la diversità dei casi e a fornire raccomandazioni appropriate in situazioni insolite o inaspettate.

- **Responsabilità e processo decisionale:** sebbene l'AI possa fornire suggerimenti e previsioni basati su dati passati, la responsabilità ultima del processo decisionale spetta ancora agli operatori sanitari. I medici devono quindi essere in grado di comprendere le ragioni alla base delle raccomandazioni dell'IA e prendere decisioni informate tenendo conto del contesto clinico specifico.

- **Integrazione nei flussi di lavoro clinici:** l'integrazione dell'IA nelle emergenze mediche può richiedere modifiche significative ai flussi di lavoro clinici esistenti. Può essere impegnativo adottare nuove tecnologie e assicurarsi che funzionino senza problemi con i sistemi sanitari esistenti.

- **Sicurezza dei dati:** L'uso dell'AI nelle emergenze mediche comporta la raccolta, l'archiviazione e l'elaborazione di grandi quantità di dati sensibili dei pazienti. È essenziale garantire che questi dati siano sicuri e protetti dalle violazioni della privacy e dagli attacchi informatici.

- **Formazione e competenze:** gli operatori sanitari devono essere adeguatamente formati sull'uso dell'AI e sull'interpretazione dei risultati. Una formazione adeguata è essenziale per garantire l'uso appropriato dell'IA nelle emergenze mediche.

- **Etica e responsabilità:** l'IA solleva questioni etiche, in particolare per quanto riguarda il processo decisionale autonomo e la responsabilità in caso di errori. È essenziale garantire che le decisioni prese dall'IA siano trasparenti, comprensibili ed eque.

- **Costi e accessibilità:** l'integrazione dell'AI nelle emergenze mediche può rappresentare un investimento finanziario significativo. È importante garantire che queste tecnologie siano accessibili a tutte le strutture sanitarie, comprese quelle con risorse limitate.

In conclusione, l'uso dell'AI nelle emergenze mediche offre molte opportunità per migliorare l'assistenza ai pazienti e ottimizzare l'uso delle risorse mediche. Tuttavia, è essenziale affrontare le sfide e considerare i limiti di questa tecnologia per garantire un'implementazione responsabile e sicura. L'AI dovrebbe essere utilizzata come strumento complementare per supportare gli operatori sanitari e migliorare le decisioni cliniche, ma non dovrebbe mai sostituire il giudizio clinico e l'esperienza medica umana.

Prospettive per il futuro: L'evoluzione delle emergenze mediche grazie all'AI

Le prospettive per l'uso futuro dell'intelligenza artificiale (AI) nelle emergenze mediche sono molto promettenti. L'AI continua a progredire rapidamente e la sua integrazione nelle cure di emergenza è destinata a trasformare radicalmente il modo in cui gestiamo e rispondiamo alle emergenze mediche. Ecco alcune delle prospettive chiave per il futuro dell'AI nelle emergenze mediche:

- **Miglioramento della diagnosi precoce:** l'AI continuerà a svolgere un ruolo chiave nella diagnosi precoce delle emergenze mediche, analizzando i dati dei pazienti in tempo reale, identificando i primi segnali di allarme e allertando rapidamente gli operatori sanitari. Ciò consentirà un intervento più rapido ed efficace per salvare vite umane.

- **Assistenza personalizzata:** l'AI si evolverà per fornire raccomandazioni e trattamenti personalizzati

166

basati sulle caratteristiche individuali di ogni paziente. Attraverso l'uso dell'apprendimento automatico e dei dati genetici, l'AI sarà in grado di prevedere la risposta del paziente a determinati trattamenti e di adattare i protocolli di conseguenza.

- **Integrazione completa dei dati medici:** l'AI faciliterà la piena integrazione dei dati medici provenienti da diverse fonti, tra cui le cartelle cliniche elettroniche, i dispositivi medici, i sensori indossabili e i dati genomici. Ciò consentirà una visione più olistica della salute del paziente e un migliore processo decisionale clinico.

- **Rafforzare la formazione medica:** l'AI continuerà ad essere utilizzata per la simulazione e la formazione medica, consentendo agli operatori sanitari di allenarsi in scenari di emergenza realistici e privi di rischi. Questo migliorerà la loro reattività e la loro preparazione di fronte alle emergenze della vita reale.

- **Telemedicina e assistenza a distanza:** l'AI consentirà un'espansione della telemedicina in situazioni di emergenza, fornendo assistenza agli operatori sanitari in aree remote o poco servite. I sistemi di AI saranno in grado di aiutare a diagnosticare e gestire le emergenze mediche da remoto.

- **Prevenire le emergenze:** analizzando i dati sanitari in tempo reale, l'AI sarà in grado di aiutare a prevenire le emergenze mediche, identificando i fattori di rischio nei pazienti e adottando misure preventive adeguate.

- **Integrazione dei robot nei dipartimenti di emergenza: i** robot infermieri intelligenti e i dispositivi autonomi possono essere integrati nei dipartimenti di emergenza medica per fornire assistenza aggiuntiva ai team medici e aiutare a gestire i pazienti.

- **Evoluzione dei protocolli di emergenza**: l'AI continuerà ad evolversi per migliorare l'efficienza dei protocolli di emergenza, ottimizzando il triage, la gestione delle risorse e le decisioni cliniche.

Tuttavia, è importante notare che l'introduzione dell'IA nelle emergenze mediche deve essere accompagnata da considerazioni etiche, regolamenti appropriati e garanzie di sicurezza per il paziente. Un uso responsabile ed etico dell'IA è essenziale per massimizzare i suoi benefici e minimizzare i rischi potenziali.

In conclusione, l'AI offre un enorme potenziale per migliorare le emergenze mediche, consentendo una diagnosi precoce, un processo decisionale informato e una gestione efficace delle risorse. La sua progressiva integrazione nelle cure di emergenza promette di migliorare i risultati clinici, salvare vite umane e trasformare il modo in cui rispondiamo alle emergenze mediche.

L'IA nella ricerca medica: scoperte rivoluzionarie e nuovi orizzonti

Introduzione all'IA nella ricerca medica

L'introduzione dell'intelligenza artificiale (AI) nella ricerca medica ha aperto nuove prospettive e trasformato in modo significativo il modo in cui gli scienziati affrontano la scoperta di nuove conoscenze in medicina. L'AI offre strumenti potenti per analizzare, interpretare e trarre conclusioni da grandi serie di dati medici, accelerando il processo di ricerca e aprendo la strada a nuove scoperte mediche. Ecco un'introduzione agli aspetti principali dell'IA nella ricerca medica:

- **Apprendimento automatico e analisi dei dati:** L'apprendimento automatico è un ramo dell'AI che consente ai computer di imparare dai dati senza essere programmati esplicitamente. Nella ricerca medica, l'apprendimento automatico può essere utilizzato per analizzare grandi quantità di dati medici, come immagini mediche, sequenze genomiche o cartelle cliniche elettroniche, per identificare modelli e relazioni nascoste. Questo accelera l'analisi dei dati e identifica nuove associazioni tra fattori biologici e malattie.

- **Scoperta di biomarcatori:** l'AI consente ai ricercatori di scoprire nuovi biomarcatori, ossia indicatori biologici specifici che possono essere utilizzati per diagnosticare, prevedere o monitorare il decorso di una malattia. Analizzando grandi serie di dati di pazienti, l'AI può identificare biomarcatori rilevanti che possono migliorare l'accuratezza della diagnosi e della prognosi.

- **Diagnosi e previsione delle malattie:** L'AI può essere utilizzata per sviluppare modelli predittivi in grado di diagnosticare e prevedere le malattie. Utilizzando algoritmi di apprendimento automatico, l'AI può analizzare i sintomi, l'anamnesi e i fattori di rischio dei pazienti, per fornire diagnosi più rapide e precise.

- **Sviluppo di farmaci:** L'AI può accelerare il processo di sviluppo dei farmaci, identificando potenziali bersagli terapeutici e prevedendo l'efficacia dei farmaci sulla base di dati genomici e farmacologici. Questo ottimizza la progettazione dei farmaci e riduce i costi della ricerca.

- **Medicina di precisione:** l'AI svolge un ruolo chiave nella medicina di precisione, consentendo di personalizzare i trattamenti in base alle caratteristiche individuali del paziente. Analizzando i profili genetici, i dati medici e le risposte al trattamento, l'AI può consigliare terapie più mirate ed efficaci.

- **Ricerca sull'imaging medico:** l'AI è ampiamente utilizzata nell'analisi delle immagini mediche, come radiografie, risonanze magnetiche e scansioni. Gli algoritmi di apprendimento automatico possono aiutare a rilevare e identificare automaticamente le anomalie, consentendo a radiologi e medici di prendere decisioni più rapide e precise.

- **Gestione delle sperimentazioni cliniche:** l'AI può essere utilizzata per ottimizzare la progettazione e la gestione delle sperimentazioni cliniche, identificando le popolazioni di pazienti appropriate per le sperimentazioni, monitorando la sicurezza dei farmaci e analizzando i risultati delle sperimentazioni.

In breve, l'AI offre vaste possibilità nel campo della ricerca medica, accelerando i processi di analisi, scoperta e decisione. Sta contribuendo a far progredire la medicina, aprendo la strada a nuove scoperte, diagnosi più accurate e trattamenti più efficaci. Tuttavia, è importante sottolineare che l'AI deve essere utilizzata in modo responsabile ed etico, tenendo sempre presente che la ricerca medica deve essere guidata da valori etici e principi di sicurezza del paziente.

Analisi di dati massicci nella ricerca medica

L'analisi di dati massicci, noti anche come 'Big Data', sta svolgendo un ruolo chiave nella ricerca medica grazie all'integrazione dell'intelligenza artificiale (AI) e dell'apprendimento automatico. I progressi della tecnologia e l'accesso a vaste serie di dati medici hanno aperto nuove prospettive per la ricerca medica, consentendo agli scienziati di comprendere meglio le malattie, scoprire nuovi trattamenti e personalizzare l'assistenza sanitaria. Ecco come l'analisi massiva dei dati viene utilizzata nella ricerca medica:

- **Scoprire modelli e correlazioni: L'**analisi massiva dei dati può identificare modelli e correlazioni nascoste in vasti set di dati medici. I ricercatori possono analizzare più variabili, come i sintomi, i fattori di rischio, i risultati dei test, l'anamnesi e i dati genetici, per trovare relazioni significative tra diversi fattori e malattie.

- **Previsione e prevenzione delle malattie:** analizzando enormi quantità di dati, i ricercatori possono sviluppare modelli predittivi che consentono di anticipare il rischio di sviluppare determinate malattie negli individui. Ciò consente un approccio preventivo alla salute, identificando le persone ad alto rischio e offrendo loro interventi mirati per prevenire lo sviluppo della malattia.

- **Medicina di precisione:** l'analisi massiva dei dati consente di adattare i trattamenti alle caratteristiche individuali dei pazienti. Analizzando i dati genetici e i profili medici dei pazienti, i ricercatori possono identificare i trattamenti più appropriati per ogni individuo, migliorando così l'efficacia delle terapie.

- **Identificazione di biomarcatori:** l'analisi massiva dei dati può aiutare a identificare nuovi biomarcatori, ossia indicatori biologici specifici associati a determinate malattie. Questi biomarcatori possono essere utilizzati per diagnosticare le malattie in anticipo, monitorare la progressione della malattia e valutare l'efficacia dei trattamenti.

- **Ricerca sull'imaging medico:** le immagini mediche, come scansioni, risonanze magnetiche e raggi X, generano grandi quantità di dati. L'analisi di queste immagini su larga scala mediante l'AI può identificare automaticamente le anomalie, facilitare la diagnosi e migliorare l'assistenza ai pazienti.

- **Ottimizzazione degli studi clinici:** l'analisi massiva dei dati può essere utilizzata per ottimizzare la progettazione e la gestione degli studi clinici. I ricercatori possono identificare rapidamente le popolazioni di pazienti appropriate per gli studi, migliorare la selezione dei partecipanti e analizzare i risultati in modo più efficiente.

- **Salute pubblica ed epidemiologia:** l'analisi massiva dei dati è essenziale per la sorveglianza epidemiologica, che consente di individuare precocemente le epidemie, di modellare in modo predittivo le malattie infettive e di attuare misure efficaci di salute pubblica.

In conclusione, l'analisi massiva dei dati è una componente essenziale della ricerca medica moderna, che consente ai ricercatori di sfruttare l'AI e l'apprendimento automatico per estrarre informazioni preziose da vasti set di dati medici. Questo approccio rivoluzionario sta aiutando a far progredire la medicina, consentendo una comprensione più approfondita delle malattie, cure personalizzate e migliori risultati complessivi per i pazienti. Tuttavia, è importante garantire che questa analisi sia condotta in modo responsabile, etico e nel rispetto degli standard di riservatezza dei dati medici.

Scoprire farmaci e terapie personalizzate

L'intelligenza artificiale (AI) sta svolgendo un ruolo sempre più importante nella scoperta di farmaci e nello sviluppo di terapie personalizzate. Grazie alla sua capacità di analizzare i dati in modo rapido e approfondito, l'AI sta accelerando il processo di ricerca e consente un approccio più mirato allo sviluppo di trattamenti. Ecco come l'AI viene utilizzata nella scoperta di farmaci e terapie personalizzate:

- **Screening virtuale dei farmaci:** Uno degli usi più promettenti dell'AI nella scoperta di farmaci è lo screening virtuale. L'AI può analizzare vasti database di composti chimici per identificare quelli che hanno maggiori probabilità di legarsi a un bersaglio specifico, come una proteina coinvolta in una malattia. Questo approccio consente di identificare rapidamente i potenziali candidati per nuovi farmaci, riducendo notevolmente i tempi e i costi associati alla ricerca di nuove molecole.

- **Ricerca di obiettivi terapeutici:** l'AI può essere utilizzata per analizzare insiemi di dati complessi, come quelli genomici o proteomici, per identificare nuovi obiettivi terapeutici. Ciò consente di comprendere meglio i meccanismi alla base delle malattie e di identificare potenziali percorsi biologici per lo sviluppo di trattamenti.

- **Trattamenti personalizzati:** L'AI permette di sviluppare terapie personalizzate analizzando le caratteristiche individuali dei pazienti, come il loro profilo genetico, la loro storia medica e la risposta a determinati trattamenti. Utilizzando queste informazioni, l'AI può consigliare trattamenti su misura per ogni paziente, migliorando l'efficacia delle terapie e riducendo gli effetti collaterali indesiderati.

- **Ottimizzazione degli studi clinici:** l'AI può essere utilizzata per ottimizzare la progettazione e la gestione degli studi clinici per i nuovi farmaci. Analizzando i dati delle sperimentazioni cliniche, l'AI può identificare le popolazioni di pazienti che hanno maggiori probabilità di beneficiare del trattamento e migliorare la selezione dei partecipanti, accelerando il processo di sviluppo dei farmaci.

- **Individuare nuovi usi per i farmaci esistenti:** L'AI può aiutare a identificare nuovi usi per i farmaci esistenti, analizzando grandi serie di dati clinici. Ad esempio, alcuni farmaci possono avere benefici inaspettati nel trattamento di malattie diverse da quelle per cui sono stati originariamente sviluppati.

- **Ottimizzazione delle formulazioni dei farmaci:** L'AI può essere utilizzata anche per ottimizzare le formulazioni dei farmaci, trovando i dosaggi più efficaci e le vie di somministrazione più appropriate per ogni paziente.

In conclusione, l'intelligenza artificiale offre interessanti opportunità nella scoperta di farmaci e nello sviluppo di terapie personalizzate. Attraverso l'analisi rapida e approfondita dei dati, l'AI sta consentendo un approccio più mirato ed efficace allo sviluppo di trattamenti per le malattie. Tuttavia, è importante sottolineare che l'AI non sostituisce il ruolo degli scienziati e dei ricercatori, ma agisce piuttosto come un potente strumento per accelerare il processo di ricerca e aprire nuove prospettive nella lotta contro le malattie. Un uso responsabile dell'IA, in linea con gli standard etici e le normative, è essenziale per garantire che i suoi benefici siano sfruttati appieno nel campo della medicina.

Collaborazione uomo-macchina nella ricerca medica

La collaborazione uomo-macchina nella ricerca medica, nota anche come 'intelligenza aumentata', è un approccio in cui l'intelligenza artificiale (AI) e gli esseri umani lavorano insieme per risolvere problemi complessi in medicina. Questo approccio sfrutta i vantaggi distinti di entrambe le parti, consentendo di migliorare in modo significativo l'efficienza e l'accuratezza dei processi di ricerca medica. Ecco come funziona questa collaborazione e i suoi vantaggi:

- **Elaborazione massiva dei dati:** l'AI eccelle nell'elaborazione di grandi quantità di dati medici, ma gli esseri umani sono essenziali per interpretare i risultati e prendere decisioni informate. Collaborando con l'AI, i ricercatori possono sfruttare la sua capacità di analizzare rapidamente grandi insiemi di dati e rilevare modelli complessi, mentre gli uomini possono apportare la loro esperienza per interpretare i risultati e inserirli in un contesto medico.
- **Identificare nuovi percorsi di ricerca:** l'AI può essere utilizzata per identificare nuovi bersagli terapeutici, biomarcatori rilevanti e relazioni

complesse tra fattori genetici e ambientali e malattia. Queste informazioni possono poi essere utilizzate dai ricercatori umani per progettare studi mirati e ulteriori ricerche in queste aree promettenti.

- **Ottimizzazione delle sperimentazioni cliniche:** l'AI può aiutare a ottimizzare le sperimentazioni cliniche, identificando le popolazioni di pazienti più appropriate per le sperimentazioni, progettando protocolli efficaci e monitorando i risultati. I ricercatori umani possono poi supervisionare le sperimentazioni, prendere decisioni etiche e interpretare i risultati finali.

- **Sviluppo di farmaci e terapie:** L'AI può accelerare il processo di screening dei farmaci e di scoperta delle terapie, analizzando vasti database di composti chimici e dati medici. I ricercatori umani svolgono un ruolo essenziale nella progettazione e nella validazione di questi trattamenti, garantendone la sicurezza e l'efficacia.

- **Medicina di precisione:** l'AI permette di personalizzare i trattamenti in base alle caratteristiche del singolo paziente. I modelli predittivi dell'AI possono aiutare a identificare i trattamenti più appropriati per ciascun paziente, in base al suo profilo genetico, alla sua storia medica e alla risposta a determinati trattamenti. Gli operatori sanitari possono poi perfezionare queste raccomandazioni in base alla loro esperienza clinica e al loro giudizio.

- **Rilevazione precoce delle malattie:** L'AI può aiutare a rilevare i segnali precoci di alcune malattie, consentendo una diagnosi più rapida e un intervento precoce. I ricercatori umani possono utilizzare queste informazioni per sviluppare programmi di screening mirati ed elaborare piani di trattamento adeguati.

In breve, la collaborazione uomo-macchina nella ricerca medica è un approccio win-win che sfrutta i punti di forza di ciascuna parte per affrontare le complesse sfide della medicina. L'AI fornisce strumenti potenti per analizzare dati enormi, scoprire nuove conoscenze e ottimizzare i processi, mentre i ricercatori umani contribuiscono con la loro esperienza clinica, il giudizio etico e l'intuizione per trasformare questi risultati in progressi medici concreti. Lavorando fianco a fianco, l'AI e gli esseri umani stanno aprendo nuove prospettive nella ricerca medica e nella medicina di domani. Tuttavia, è fondamentale assicurare un uso responsabile dell'IA, garantendo la riservatezza dei dati medici, rispettando gli standard etici e tenendo conto dei limiti dell'IA per garantire la sicurezza e il benessere dei pazienti.

Creare un futuro integrato di IA e umanità nell'assistenza sanitaria

Forgiare un futuro integrato di intelligenza artificiale (AI) e umanità nell'assistenza sanitaria è essenziale per massimizzare i benefici della tecnologia, preservando al contempo l'essenza della medicina incentrata sull'uomo. Questa integrazione intelligente si basa sull'idea che l'AI non debba sostituire gli esseri umani, ma piuttosto agire come un partner potente e complementare nella fornitura di assistenza sanitaria. Ecco alcuni punti chiave per forgiare questo futuro integrato:

- **L'umanità al centro dell'assistenza:** nonostante i progressi tecnologici, la compassione, l'empatia e la comunicazione umana rimangono elementi essenziali della relazione tra assistente e paziente. L'AI può alleggerire i compiti amministrativi e ripetitivi, consentendo agli assistenti di dedicare più tempo all'ascolto dei pazienti, alla costruzione di relazioni e all'erogazione di cure compassionevoli.

- **Formazione e istruzione:** è essenziale integrare l'IA nei programmi di formazione degli operatori sanitari. I futuri assistenti devono essere formati per lavorare in modo fluido con i sistemi di IA, interpretare i risultati, prendere decisioni informate e mantenere un forte senso etico nell'uso della tecnologia.

- **Collaborazione tra AI e assistenti:** I caregiver devono essere coinvolti nello sviluppo e nell'implementazione di soluzioni di IA per l'assistenza sanitaria. Le loro conoscenze e prospettive sono essenziali per garantire che la tecnologia risponda alle reali esigenze dei pazienti e del personale medico.

- **Etica e privacy dei dati:** Un solido quadro etico è essenziale per guidare l'uso dell'IA nell'assistenza sanitaria. Proteggere la privacy dei pazienti e garantire la sicurezza dei dati medici è fondamentale, assicurando al contempo che le decisioni basate sull'IA siano trasparenti, spiegabili ed eque.

- **Assistenza personalizzata:** l'AI può consentire un approccio più personalizzato all'assistenza, analizzando i dati dei singoli pazienti. Tuttavia, è essenziale che questa personalizzazione sia guidata dai desideri e dalle preferenze dei pazienti, rispettando la loro autonomia e il loro diritto di prendere decisioni informate.

- **Accesso equo alle cure:** l'AI può contribuire a migliorare l'accesso all'assistenza sanitaria, eliminando alcune barriere geografiche e ottimizzando la gestione delle risorse. Tuttavia, è importante garantire che queste tecnologie vadano a beneficio di tutti, comprese le popolazioni svantaggiate e sottorappresentate.

- **Convalida e regolamentazione:** qualsiasi tecnologia AI utilizzata in medicina deve essere rigorosamente convalidata e regolamentata per garantirne l'efficacia e la sicurezza. Gli organismi di regolamentazione svolgono un ruolo cruciale nella definizione di standard di alta qualità per l'uso dell'IA nell'assistenza sanitaria.

Combinando le competenze umane con la potenza dell'AI, è possibile creare un sistema sanitario più efficiente, accurato e incentrato sul paziente. Gli assistenti possono utilizzare l'AI per sostenere le loro competenze cliniche, accelerare la diagnosi e il trattamento e fornire un'assistenza più personalizzata e informata. L'AI può anche consentire una migliore gestione delle risorse e un uso più efficiente dei dati medici, aprendo la strada a una medicina più predittiva e preventiva.

Tuttavia, è importante riconoscere che l'AI non è una soluzione miracolosa e deve essere utilizzata con attenzione. Gli errori possono verificarsi e gli esseri umani devono sempre svolgere un ruolo di supervisione e convalida. Il futuro dell'assistenza sanitaria abilitata dall'AI risiede nell'uso responsabile, etico e ponderato della tecnologia, tenendo sempre presente che l'obiettivo finale è quello di migliorare la salute e il benessere dei pazienti, preservando al contempo l'essenza del rapporto curante-paziente.

Dall'analisi dei sintomi alla prescrizione: come l'AI sta reinventando la prima linea di assistenza

L'evoluzione della prima linea dell'assistenza sanitaria

L'evoluzione dell'assistenza primaria è strettamente legata ai progressi della tecnologia, all'innovazione medica e alle mutate esigenze dei pazienti. La prima linea dell'assistenza sanitaria è il punto di ingresso nel sistema sanitario per i pazienti, dove di solito incontrano professionisti della salute come medici di base, infermieri, farmacisti e altri operatori sanitari di prima linea. Ecco alcuni aspetti chiave dell'evoluzione dell'assistenza primaria:

- **Tecnologia e telemedicina:** i progressi tecnologici, tra cui l'intelligenza artificiale e le applicazioni sanitarie mobili, hanno reso possibile fornire un'assistenza sanitaria più efficace e accessibile. La telemedicina consente ai pazienti di consultare i professionisti della salute a distanza, il ohc è particolarmente vantaggioso per le persone che vivono in aree remote o con difficoltà di mobilità.

- **Diagnosi rapide e accurate:** i progressi nelle tecnologie diagnostiche hanno permesso di accelerare e migliorare il processo diagnostico. I nuovi strumenti di screening, i biomarcatori e la diagnostica per immagini consentono di identificare prima i problemi di salute, portando a trattamenti più efficaci e a esiti migliori.

- **Assistenza personalizzata:** l'evoluzione della prima linea dell'assistenza sanitaria prevede un approccio più personalizzato all'assistenza, tenendo conto delle caratteristiche uniche di ogni paziente. I progressi della genomica e della medicina di precisione consentono agli operatori sanitari di offrire trattamenti personalizzati in base alle caratteristiche genetiche dei pazienti e alle loro preferenze individuali.

- **Prevenzione e promozione della salute:** la prima linea dell'assistenza sanitaria è sempre più incentrata sulla prevenzione delle malattie e sulla promozione della salute. Gli operatori sanitari lavorano con i pazienti per adottare uno stile di vita sano, individuare i fattori di rischio e prevenire le malattie prima che diventino gravi.

- **Integrazione dell'assistenza:** l'evoluzione della prima linea dell'assistenza sanitaria promuove un approccio integrato e coordinato all'assistenza. Gli operatori sanitari lavorano insieme e con altri specialisti per fornire ai pazienti un'assistenza completa e olistica.

- **Responsabilizzazione del paziente:** I pazienti sono sempre più coinvolti nelle loro cure mediche. Gli operatori sanitari incoraggiano i pazienti a partecipare attivamente al processo decisionale sulla loro salute e a svolgere un ruolo attivo nella gestione della loro condizione.

- **Collaborare con le nuove tecnologie:** Gli operatori sanitari in prima linea vengono sempre più formati per utilizzare le nuove tecnologie, compresi i sistemi di intelligenza artificiale e gli strumenti digitali, per migliorare la loro pratica e fornire un'assistenza più efficace.

- **Miglioramento dell'accesso alle cure:** l'evoluzione della prima linea dell'assistenza sanitaria mira a migliorare l'accesso alle cure per tutti i pazienti, con particolare attenzione all'equità e alla copertura universale.

In breve, l'evoluzione della prima linea dell'assistenza sanitaria mira a fornire ai pazienti un'assistenza più efficace, personalizzata, preventiva e accessibile. I progressi tecnologici, l'assistenza personalizzata, la prevenzione delle malattie e il coinvolgimento dei pazienti sono tutti fattori che contribuiscono a questa evoluzione positiva. Rimanendo all'avanguardia dell'innovazione medica e adottando un approccio incentrato sul paziente, la prima linea dell'assistenza sanitaria continuerà a svolgere un ruolo cruciale nel migliorare la salute degli individui e delle comunità.

IA per l'analisi dei sintomi

L'uso dell'intelligenza artificiale (AI) per analizzare i sintomi è uno dei progressi più promettenti nell'assistenza sanitaria. L'AI può svolgere un ruolo fondamentale nella valutazione rapida e accurata dei sintomi, consentendo agli operatori sanitari di effettuare diagnosi più precoci e di offrire trattamenti su misura per le esigenze individuali dei pazienti. Ecco come l'AI viene utilizzata per l'analisi dei sintomi:

- **Analisi massiva dei dati:** l'AI è in grado di analizzare enormi quantità di dati medici provenienti da diverse fonti, come cartelle cliniche elettroniche, pubblicazioni mediche, studi clinici e persino dati genomici. Ciò consente ai sistemi di AI di identificare correlazioni e schemi che sarebbero difficili da individuare per gli esseri umani da soli.

- **Apprendimento automatico:** l'AI utilizza algoritmi di apprendimento automatico per imparare dai dati e migliorare continuamente le sue prestazioni. Man mano che l'AI riceve più dati, diventa più precisa nell'analisi dei sintomi e delle diagnosi.

- **Previsione diagnostica:** analizzando i sintomi, l'anamnesi e altri dati rilevanti, l'AI può fornire valutazioni diagnostiche probabili. Questo aiuta gli operatori sanitari a stabilire piani di trattamento più rapidi e più mirati.

- **Rilevazione precoce della malattia:** L'AI può aiutare a rilevare sintomi sottili che potrebbero indicare una malattia in via di sviluppo, anche prima della comparsa di sintomi evidenti. Questo apre la strada a interventi preventivi più precoci per migliorare i risultati di salute.

- **Supporto decisionale clinico:** l'AI può supportare gli operatori sanitari fornendo informazioni aggiuntive sui sintomi e suggerendo opzioni di trattamento basate sulla migliore pratica medica attuale.

- **Triage delle emergenze:** nelle emergenze mediche, l'intelligenza artificiale può aiutare a classificare i pazienti in base alla gravità dei loro sintomi, aiutando a dare priorità ai casi più critici e a ridurre i tempi di attesa.

- **Monitoraggio e gestione delle malattie croniche:** l'AI può monitorare continuamente i sintomi dei pazienti con malattie croniche e avvisare gli operatori sanitari di cambiamenti significativi, consentendo una gestione proattiva della malattia.

- **Miglioramento della ricerca medica:** l'AI può essere utilizzata per analizzare dati clinici e genomici su larga scala, per identificare nuovi collegamenti tra sintomi, malattie e risposte ai trattamenti. Questo apre la strada a nuove scoperte mediche e a una medicina più personalizzata.

È importante notare che l'AI per l'analisi dei sintomi è progettata per integrare il giudizio clinico degli operatori sanitari, non per sostituirlo. I sistemi di AI sono strumenti potenti, ma devono essere utilizzati in modo responsabile ed etico per garantire risultati ottimali e la sicurezza del paziente. In combinazione con l'esperienza umana, l'AI può rivoluzionare il modo in cui i sintomi vengono valutati, diagnosticati e trattati, portando a un'assistenza sanitaria più efficace e personalizzata.

Diagnostica assistita dall'AI

La diagnosi assistita dall'intelligenza artificiale (AI) è un approccio che combina le competenze cliniche degli operatori sanitari con la potenza dell'AI per migliorare l'accuratezza e la velocità delle diagnosi mediche. L'obiettivo è fornire una valutazione diagnostica più accurata utilizzando algoritmi di apprendimento automatico per analizzare i dati medici e proporre valutazioni diagnostiche probabili.

Ecco come funziona la diagnosi assistita dall'AI:

- **Raccolta di dati medici:** gli operatori sanitari raccolgono i dati medici rilevanti, come i sintomi del paziente, l'anamnesi, i risultati degli esami medici, i test di laboratorio, le immagini mediche, ecc.

- **Integrazione dei dati nel sistema AI: i** dati medici vengono integrati nel sistema AI, che utilizza algoritmi di apprendimento automatico per analizzare le informazioni e rilevare modelli e correlazioni.

- **Analizzare i dati e proporre diagnosi:** l'AI analizza i dati utilizzando modelli predittivi sviluppati da un gran numero di casi medici simili. Sulla base di questa analisi, l'AI propone valutazioni diagnostiche probabili che aiutano gli operatori sanitari a orientare le loro ricerche e indagini.

- **Processo decisionale condiviso: Gli** operatori sanitari utilizzano le valutazioni diagnostiche proposte dall'AI come risorsa complementare nel loro processo decisionale clinico. Discutono le opzioni diagnostiche con i pazienti e prendono decisioni informate sulla base della competenza clinica e delle informazioni fornite dall'AI.

- **Miglioramento continuo:** il sistema di IA migliora continuamente man mano che riceve più dati e feedback dagli operatori sanitari. Più viene utilizzato, più l'AI può perfezionare i suoi modelli predittivi e diventare più precisa nelle sue valutazioni diagnostiche.

La diagnosi assistita dall'AI presenta una serie di vantaggi importanti:
- **Maggiore accuratezza:** l'AI può aiutare a rilevare sottili relazioni tra sintomi, anamnesi e diagnosi, migliorando l'accuratezza delle valutazioni diagnostiche.

- **Velocità:** l'AI può analizzare grandi quantità di dati in un tempo molto breve, consentendo una valutazione diagnostica più rapida ed efficace.

- **Accesso alle competenze:** in alcune regioni dove l'accesso ai medici specialisti è limitato, la diagnosi assistita dall'AI può fornire agli operatori sanitari un accesso rapido alle competenze e alle conoscenze mediche avanzate.

- **Assistenza personalizzata:** l'AI può aiutare a identificare le caratteristiche individuali uniche dei pazienti, consentendo un'assistenza medica più personalizzata e adatta alle loro esigenze specifiche.

Tuttavia, è essenziale notare che la diagnosi assistita dall'AI non sostituisce la competenza e l'esperienza clinica degli operatori sanitari. Si tratta piuttosto di uno strumento complementare progettato per migliorare il processo decisionale clinico e fornire valutazioni diagnostiche probabili per supportare il lavoro dei medici e degli altri operatori sanitari. L'uso responsabile ed etico dell'AI nella diagnosi è essenziale per garantire un'assistenza di alta qualità e la sicurezza del paziente.

Prevedere la progressione della malattia

La previsione della progressione della malattia è un'area della ricerca medica in cui l'intelligenza artificiale (AI) gioca un ruolo cruciale. L'obiettivo è utilizzare modelli sofisticati di AI per anticipare la progressione di una malattia in un paziente, in base alle sue caratteristiche individuali, alla sua storia medica e ad altri fattori rilevanti. Questo approccio offre una serie di vantaggi per la gestione del paziente e la pianificazione dell'assistenza sanitaria.

Ecco come l'AI prevede la progressione della malattia:

- **Raccolta dati:** I dati medici del paziente, come i risultati degli esami di laboratorio, le immagini mediche, l'anamnesi e i sintomi, vengono raccolti e utilizzati come input per i modelli AI.

- **Modellazione predittiva:** i modelli AI, basati sull'apprendimento automatico, vengono addestrati su un'ampia serie di dati dei pazienti per identificare i modelli e i fattori di rischio associati alla progressione della malattia. Più dati riceve il modello, più precise diventano le sue previsioni.

- **Identificazione dei fattori di rischio:** i modelli di AI identificano i fattori di rischio specifici che sono collegati a una progressione più rapida o più lenta della malattia nel paziente. Questi fattori possono includere biomarcatori specifici, livelli di determinati marcatori biologici, comportamenti sanitari, ecc.

- **Previsioni di progressione:** una volta che il modello AI è stato addestrato, viene utilizzato per fare previsioni sulla progressione futura della malattia del paziente. Ciò può includere stime sulla progressione dei sintomi, sulle possibili complicanze e sull'efficacia del trattamento previsto.

- **Pianificazione dell'assistenza:** le previsioni della progressione della malattia aiutano gli operatori sanitari a pianificare in modo proattivo l'assistenza. Possono sviluppare piani di trattamento personalizzati in base alle previsioni, consentendo una gestione più efficace della malattia.

Le aree di applicazione per la previsione della progressione della malattia sono varie e comprendono malattie croniche come il diabete, le malattie cardiache, il cancro, il morbo di Alzheimer e la sclerosi multipla, tra le altre. Ecco alcuni importanti vantaggi dell'utilizzo dell'AI per prevedere la progressione della malattia:

- **Individuazione precoce delle complicanze:** Prevedere la progressione della malattia significa che le potenziali complicanze possono essere individuate prima nei pazienti, facilitando l'intervento preventivo.

- **Trattamento personalizzato:** Le previsioni di progressione aiutano ad adattare i trattamenti alle caratteristiche individuali dei pazienti, il che può migliorare l'efficacia del trattamento.

- **Gestione delle risorse:** le previsioni sulla progressione della malattia aiutano a pianificare l'uso delle risorse sanitarie in modo più efficace, identificando i pazienti che potrebbero aver bisogno di cure più intensive.

- **Migliore comunicazione con i pazienti:** Le previsioni di progressione possono aiutare gli operatori sanitari a comunicare più efficacemente con i pazienti sulla loro condizione e sulle opzioni di trattamento.

- **Progressi nella ricerca:** l'utilizzo dell'AI per prevedere la progressione delle malattie può anche contribuire al progresso della ricerca medica, identificando nuovi fattori di rischio e aprendo nuove strade di ricerca.

Tuttavia, è importante notare che la previsione della progressione della malattia è ancora un campo in via di sviluppo e bisogna tenere conto di alcune limitazioni. I modelli AI non sono infallibili e possono essere influenzati da pregiudizi nei dati di formazione. Inoltre, la complessità delle malattie e l'interconnessione di molti fattori possono rendere difficile la previsione della progressione. È quindi essenziale utilizzare l'AI in modo responsabile e combinare le previsioni con l'esperienza clinica per prendere decisioni informate sull'assistenza sanitaria.

Prescrizione e follow-up personalizzati

La prescrizione e il monitoraggio personalizzati grazie all'intelligenza artificiale (AI) rappresentano un importante progresso nell'assistenza sanitaria. Questo approccio mira a fornire trattamenti medici su misura per le caratteristiche individuali di ciascun paziente, utilizzando algoritmi di apprendimento automatico per analizzare i dati medici e generare raccomandazioni terapeutiche su misura. Ecco come funziona la prescrizione e il monitoraggio personalizzati con l'aiuto dell'AI:

- **Raccolta di dati medici:** gli operatori sanitari raccolgono dati medici dettagliati sui pazienti, come l'anamnesi, i sintomi, i risultati degli esami di laboratorio, le immagini mediche, il profilo genetico, lo stile di vita e altri fattori rilevanti.

- **Analisi dei dati:** I dati medici dei pazienti vengono analizzati da modelli AI alimentati da algoritmi di apprendimento automatico. Questi modelli esaminano le caratteristiche del singolo paziente e le confrontano con ampi set di dati di pazienti simili, per individuare modelli e correlazioni.

- **Raccomandazioni terapeutiche:** in base ai risultati dell'analisi, l'AI genera raccomandazioni terapeutiche personalizzate per il paziente. Queste raccomandazioni possono includere scelte di farmaci specifici, dosaggi, durate del trattamento e terapie complementari personalizzate in base alle esigenze uniche del paziente.

- **Monitoraggio continuo:** una volta prescritta la terapia, l'AI può essere utilizzata per monitorare continuamente i progressi del paziente. I dati di monitoraggio, come le risposte al trattamento, gli effetti collaterali, i cambiamenti dei sintomi e altre informazioni, vengono inseriti nel sistema di AI per adattare le raccomandazioni terapeutiche nel tempo.

- **Rivalutazione e miglioramento:** man mano che vengono raccolti nuovi dati e che il trattamento del paziente progredisce, l'IA rivaluta regolarmente le raccomandazioni per garantire che siano ancora adeguate alle esigenze del paziente. L'IA migliora continuamente man mano che riceve più dati e feedback.

I vantaggi di una prescrizione e di un monitoraggio personalizzati grazie all'AI sono numerosi:

- **Trattamento personalizzato:** i trattamenti personalizzati rispondono alle caratteristiche specifiche di ogni paziente, aumentandone l'efficacia e la sicurezza.

- **Ridurre gli errori:** l'AI può aiutare a evitare errori di prescrizione dovuti a interazioni farmacologiche potenzialmente pericolose o a dosaggi inappropriati.

- **Gestione delle malattie croniche:** per i pazienti affetti da malattie croniche, l'AI può monitorare continuamente il loro stato di salute e adattare i trattamenti in base ai loro progressi.
- **Ottimizzare i risultati:** i trattamenti personalizzati mirano a ottimizzare i risultati clinici e a migliorare la qualità di vita dei pazienti.

- **Prevenire le recidive:** identificando i fattori di rischio individuali, l'AI può aiutare a prevenire le recidive della malattia o delle complicanze.

Tuttavia, è importante notare che la prescrizione e il monitoraggio personalizzati con l'aiuto dell'AI non sostituiscono la competenza e l'esperienza clinica degli operatori sanitari. L'AI è progettata per integrare la loro capacità di giudizio e le loro conoscenze, non per sostituirle. Una stretta collaborazione tra gli operatori sanitari e l'IA è essenziale per garantire un'assistenza di alta qualità e per prendere decisioni terapeutiche informate. Pertanto, un uso responsabile ed etico dell'IA è essenziale per massimizzare i suoi benefici nella prescrizione e nel monitoraggio personalizzati.

Telemedicina e assistenza virtuale

La telemedicina e l'assistenza virtuale sono aree dell'assistenza sanitaria in rapida espansione, rese possibili dai progressi dell'intelligenza artificiale (AI) e della tecnologia delle comunicazioni. Questi approcci rivoluzionari consentono agli operatori sanitari di fornire cure e consigli medici a distanza, utilizzando piattaforme virtuali e sofisticati sistemi AI. Ecco come funzionano la telemedicina e l'assistenza virtuale:

1. Telemedicina :
La telemedicina è l'erogazione di servizi sanitari a distanza utilizzando tecnologie di comunicazione come le videochiamate, la messaggistica sicura o le applicazioni mobili. L'AI svolge un ruolo essenziale nella telemedicina, migliorando la comunicazione tra operatori sanitari e pazienti, facilitando la condivisione di dati medici e fornendo analisi in tempo reale.

- **Consultazioni virtuali:** i pazienti possono consultare i medici o gli specialisti a distanza attraverso consultazioni virtuali che utilizzano piattaforme di videoconferenza sicure. L'AI può aiutare ad abbinare il paziente con l'operatore sanitario più adatto, in base ai sintomi e alla storia medica del paziente.

- **Monitoraggio medico a distanza:** i pazienti affetti da malattie croniche possono beneficiare di un monitoraggio medico regolare senza dover viaggiare spesso. L'AI può aiutare a monitorare continuamente i dati sanitari dei pazienti e ad avvisare gli operatori sanitari di eventuali cambiamenti significativi.

- **Diagnosi a distanza:** in alcune aree remote o poco servite, la telemedicina può consentire ai pazienti di accedere a servizi diagnostici specializzati senza lasciare la propria area geografica. L'AI può supportare la diagnosi a distanza analizzando le immagini mediche o fornendo probabili valutazioni diagnostiche.

2. Assistenza virtuale :
Gli assistenti virtuali dotati di AI stanno svolgendo un ruolo importante anche nell'assistenza sanitaria, fornendo assistenza automatizzata e personalizzata ai pazienti e agli operatori sanitari.

- **Risposte alle domande dei pazienti: Gli** assistenti virtuali possono fornire risposte alle domande più comuni dei pazienti su sintomi, farmaci, procedure mediche, ecc. Ciò consente ai pazienti di ottenere informazioni in modo rapido e personalizzato.

- **Gestione degli appuntamenti: Gli** assistenti virtuali possono gestire gli appuntamenti medici, inviare promemoria ai pazienti e facilitare la programmazione delle visite mediche.

- **Educazione del paziente: Gli** assistenti virtuali possono fornire informazioni educative su malattie, trattamenti, cambiamenti di stile di vita e altri aspetti legati alla salute. Questo aiuta a responsabilizzare i pazienti e a migliorare la loro comprensione della propria salute.

- **Analisi dei dati medici: gli** assistenti virtuali possono analizzare i dati medici dei pazienti e fornire agli operatori sanitari raccomandazioni per piani di trattamento personalizzati.

La telemedicina e l'assistenza virtuale offrono molti vantaggi:
- **Accessibilità: la** telemedicina aumenta l'accesso all'assistenza sanitaria, in particolare nelle aree remote o poco servite e per i pazienti con mobilità ridotta.

- **Efficienza: le** consultazioni virtuali e l'assistenza automatizzata ottimizzano l'uso del tempo degli operatori sanitari e riducono i tempi di attesa dei pazienti.
- **Costi ridotti: la** telemedicina può ridurre i costi associati ai viaggi dei pazienti e alle infrastrutture mediche.

- **Assistenza continua: l'**assistenza virtuale consente il monitoraggio continuo dei pazienti e la gestione proattiva delle malattie croniche.

- **Salvare vite umane:** Nelle emergenze mediche, la telemedicina può fornire un accesso rapido alle cure e ai consigli medici, salvando potenzialmente delle vite.

Tuttavia, è importante riconoscere che la telemedicina e l'assistenza virtuale non possono sostituire completamente l'assistenza sanitaria tradizionale e l'interazione faccia a faccia con gli operatori sanitari. Sono progettate per integrare e migliorare l'accesso alle cure, preservando l'importanza del rapporto tra curante e paziente. Pertanto, un uso responsabile di queste tecnologie e un approccio equilibrato sono essenziali per garantire un'assistenza sanitaria di alta qualità e un'esperienza positiva del paziente.

Vantaggi e sfide dell'IA nell'assistenza di prima linea

L'intelligenza artificiale (AI) apporta molti vantaggi alla prima linea dell'assistenza sanitaria, che comprende gli operatori sanitari che hanno il primo contatto diretto con i pazienti. Ecco alcuni dei principali vantaggi dell'utilizzo dell'AI in questo contesto:

1. Accesso rapido alle informazioni mediche: l'AI può fornire informazioni mediche istantanee agli operatori sanitari, consentendo loro di prendere decisioni informate in tempo reale. I sistemi di AI possono accedere a grandi database e aggiornare continuamente le conoscenze mediche.

2. Diagnosi assistita dall'AI: l'AI può aiutare gli operatori sanitari a fare diagnosi più accurate analizzando dati medici complessi, come immagini mediche, risultati di test e anamnesi. Questo può accelerare il processo diagnostico e migliorare l'accuratezza.

3. Pianificazione personalizzata del trattamento: analizzando i dati specifici del paziente, l'AI può sviluppare piani di trattamento personalizzati in base alle caratteristiche individuali di ciascun paziente, migliorando l'efficienza dell'assistenza.

4. Monitoraggio remoto del paziente: l'AI consente il monitoraggio continuo del paziente a distanza, particolarmente utile per i pazienti affetti da malattie croniche o in convalescenza. I sistemi di AI possono avvisare gli operatori sanitari di cambiamenti significativi nelle condizioni del paziente, consentendo un intervento rapido.

5. Ottimizzazione del flusso di lavoro: l'AI può automatizzare alcuni compiti amministrativi e ripetitivi, consentendo agli operatori sanitari di concentrarsi maggiormente sull'assistenza clinica e di ridurre il loro carico di lavoro amministrativo.

Tuttavia, l'uso dell'AI nell'assistenza sanitaria di prima linea presenta anche alcune sfide:

1. Integrazione nelle pratiche esistenti: L'integrazione dell'IA nei sistemi sanitari esistenti può essere complessa e richiede una stretta collaborazione tra gli operatori sanitari e gli esperti di tecnologia.

2. Bias ed equità: i modelli di AI possono essere soggetti a bias, a seconda dei dati su cui vengono addestrati. È fondamentale garantire che i modelli siano equi e non favoriscano alcuni gruppi di pazienti rispetto ad altri.

3. Riservatezza e sicurezza dei dati: L'uso dell'IA comporta la raccolta e la condivisione di grandi quantità di dati medici sensibili. Garantire la riservatezza e la sicurezza di questi dati è fondamentale per proteggere la privacy dei pazienti.

4. Responsabilità e responsabilità: quando si prendono decisioni mediche importanti basate sulle raccomandazioni dell'AI, è essenziale determinare la responsabilità in caso di errori o esiti avversi.

5. Formazione e competenze: gli operatori sanitari devono essere formati all'uso dell'AI e sviluppare competenze specifiche per trarre il massimo vantaggio da queste tecnologie.

In sintesi, l'IA offre molte opportunità interessanti per migliorare la prima linea dell'assistenza sanitaria, consentendo diagnosi più accurate, trattamenti personalizzati e monitoraggio continuo dei pazienti. Tuttavia, affrontare le sfide dell'integrazione, dell'equità e della privacy è essenziale per garantire che l'IA sia utilizzata in modo responsabile e a beneficio dei pazienti e degli operatori sanitari. Un approccio etico e ponderato è fondamentale per massimizzare i benefici dell'IA, minimizzando i rischi potenziali.

Rafforzare il rapporto medico-paziente

L'integrazione dell'intelligenza artificiale (AI) nella pratica medica può effettivamente rafforzare il rapporto medico-paziente, anziché minarlo. Anche se l'AI può sembrare impersonale, in realtà offre molti vantaggi che migliorano la comunicazione e la qualità dell'assistenza tra i medici e i loro pazienti. Ecco come l'AI può rafforzare il rapporto medico-paziente:

1. Tempo di consultazione più efficiente: utilizzando l'AI per ordinare e analizzare i dati medici prima della consultazione, i medici possono dedicare più tempo all'interazione diretta con i pazienti. Ciò consente di stabilire un legame più profondo e di affrontare le preoccupazioni del paziente in modo più approfondito.

2. Processo decisionale informato: l'AI fornisce ai medici informazioni rilevanti e raccomandazioni basate sull'evidenza, aiutandoli a prendere decisioni più informate sulla diagnosi e sui piani di trattamento. I pazienti hanno più fiducia nelle decisioni del medico quando sono supportate da prove e analisi approfondite.

3. **Trattamenti personalizzati:** grazie all'intelligenza artificiale, i medici possono sviluppare piani di trattamento personalizzati basati sulle caratteristiche uniche di ogni paziente. Questo dimostra ai pazienti che le loro esigenze individuali vengono prese in considerazione, rafforzando il rapporto di fiducia con il medico.

4. **Monitoraggio continuo del paziente:** L'AI consente il monitoraggio continuo a distanza dei pazienti, che rafforza il rapporto medico-paziente, assicurando una gestione proattiva delle malattie croniche e garantendo che i pazienti si sentano supportati durante il loro percorso di cura.

5. **Miglioramento della comunicazione:** l'uso di assistenti virtuali o chatbot può consentire ai pazienti di porre domande e ottenere informazioni mediche in qualsiasi momento, migliorando la comunicazione e l'accesso a cure personalizzate.

6. **Autonomia del paziente:** L'AI può fornire ai pazienti informazioni mediche e risorse educative, consentendo loro di comprendere meglio la propria condizione e di partecipare attivamente alla propria cura. In questo modo, i pazienti sono responsabilizzati e incoraggiano un rapporto più collaborativo con il loro medico.

7. **Monitoraggio a domicilio:** l'AI può consentire ai pazienti di monitorare la loro salute a casa attraverso dispositivi connessi e applicazioni mobili. I medici possono seguire i progressi dei pazienti da remoto, migliorando il loro follow-up e il loro impegno nelle cure.

Tuttavia, è essenziale notare che l'AI non potrà mai sostituire completamente il rapporto umano medico-paziente. L'aspetto umano, l'empatia e la comunicazione calorosa rimangono insostituibili nell'assistenza sanitaria. L'AI deve essere utilizzata in modo responsabile ed etico per integrare e migliorare il rapporto medico-paziente, non per sostituirlo.

In conclusione, l'integrazione dell'AI nella pratica medica può rafforzare il rapporto medico-paziente, migliorando la comunicazione, fornendo informazioni mediche informate e consentendo un'assistenza personalizzata. L'AI offre nuove opportunità per migliorare l'efficienza dell'assistenza, ponendo i pazienti al centro del processo decisionale, rafforzando così la fiducia e la collaborazione tra gli operatori sanitari e i loro pazienti.

Formazione e competenze per gli operatori sanitari

Con la crescente integrazione dell'intelligenza artificiale (AI) nell'assistenza sanitaria, la formazione e le competenze degli operatori sanitari stanno diventando essenziali per trarre il massimo vantaggio da queste nuove tecnologie. Ecco alcuni aspetti importanti relativi alla formazione degli operatori sanitari nel contesto dell'IA:

1. **Formazione tecnica:** gli operatori sanitari hanno bisogno di competenze tecniche per utilizzare efficacemente i sistemi di IA e interpretare correttamente i risultati. Ciò include l'apprendimento dell'uso del software di IA, la comprensione degli algoritmi di apprendimento automatico e la capacità di interagire con gli strumenti di IA per ottenere informazioni rilevanti sul paziente.

2. **Formazione etica:** la formazione etica è fondamentale per garantire che gli operatori sanitari utilizzino l'IA in modo responsabile ed equo. Devono essere consapevoli delle

sfide etiche associate all'uso dell'IA nell'assistenza sanitaria, come la privacy dei dati, il pregiudizio algoritmico, la responsabilità per errore e il processo decisionale informato.

3. Adattabilità al cambiamento: L'integrazione dell'AI nell'assistenza sanitaria rappresenta un cambiamento importante nella pratica medica. Gli operatori sanitari devono essere pronti ad adattarsi alle nuove tecnologie e ai metodi di lavoro emergenti.

4. Formazione continua: data la rapida evoluzione dell'IA e delle sue applicazioni nell'assistenza sanitaria, la formazione continua è essenziale per mantenere aggiornate le competenze degli operatori sanitari. Ciò consente loro di tenersi al passo con gli ultimi progressi tecnologici e le migliori pratiche nel campo dell'IA nell'assistenza sanitaria.

5. Collaborazione interdisciplinare: l'AI nell'assistenza sanitaria spesso implica la collaborazione tra professionisti sanitari ed esperti di tecnologia. È importante che gli operatori sanitari sviluppino competenze di collaborazione interdisciplinare per lavorare efficacemente con gli specialisti dell'AI e creare sinergie tra le loro aree di competenza.

6. Capacità di comunicazione: anche con l'uso dell'AI, la comunicazione rimane una parte essenziale dell'assistenza sanitaria. Gli operatori sanitari devono essere in grado di comunicare efficacemente con i pazienti, per stabilire un rapporto di fiducia e coinvolgerli attivamente nelle loro cure.

7. Sviluppare le capacità di pensiero critico: gli operatori sanitari devono essere in grado di comprendere i risultati forniti dall'AI in modo critico, verificandone l'accuratezza e prendendo in considerazione i fattori contestuali per evitare errori nella diagnosi o nel trattamento.

La formazione degli operatori sanitari nel campo dell'AI dovrebbe iniziare con studi di base in medicina, infermiera e altre discipline sanitarie. Si possono anche istituire programmi di formazione continua e workshop di sviluppo professionale per gli operatori sanitari in attività. Le istituzioni sanitarie e le organizzazioni professionali hanno un ruolo cruciale nel facilitare la formazione e nel fornire risorse educative per sostenere gli operatori sanitari nella transizione verso l'uso efficace ed etico dell'IA nella loro pratica clinica.

Il futuro dell'assistenza in prima linea grazie all'AI

Il futuro dell'assistenza sanitaria in prima linea è innegabilmente legato all'intelligenza artificiale (AI). I rapidi progressi dell'IA offrono prospettive entusiasmanti per migliorare l'assistenza, aumentare l'efficienza delle pratiche mediche e rafforzare il rapporto tra operatori sanitari e pazienti. Ecco come l'AI potrebbe trasformare il futuro dell'assistenza sanitaria in prima linea:

1. **Diagnosi precoce e accurata:** l'AI continuerà a svolgere un ruolo cruciale nel migliorare la diagnosi precoce e accurata delle malattie. Attraverso l'analisi avanzata dei dati medici, delle immagini e dei sintomi, i sistemi di AI saranno in grado di rilevare i segni sottili della malattia, anche prima che i sintomi diventino evidenti.

2. **Trattamento personalizzato:** L'AI permetterà di sviluppare piani di trattamento personalizzati per ogni paziente, tenendo conto delle sue caratteristiche individuali, delle sue preferenze e della sua genetica. I

trattamenti possono essere personalizzati con precisione per massimizzare l'efficacia e minimizzare gli effetti collaterali.

3. **Assistenza virtuale per gli operatori sanitari:** gli assistenti virtuali e i chatbot continueranno a supportare gli operatori sanitari rispondendo alle domande dei pazienti, fornendo informazioni mediche e gestendo gli appuntamenti. Ciò consentirà a medici e infermieri di concentrarsi maggiormente sull'assistenza clinica.

4. **Telemedicina diffusa:** la telemedicina diventerà parte integrante dell'assistenza sanitaria, consentendo ai pazienti di consultare i loro medici a distanza per consulti, follow-up medici e prescrizioni, migliorando così l'accesso alle cure.

5. **Gestione proattiva delle malattie croniche:** i sistemi di AI consentiranno agli operatori sanitari di monitorare continuamente i pazienti con malattie croniche e di rilevare rapidamente eventuali segni di deterioramento, consentendo una gestione precoce e proattiva.

6. **Collaborazione uomo-macchina:** l'AI lavorerà a stretto contatto con gli operatori sanitari per fornire raccomandazioni e informazioni pertinenti, consentendo a medici, infermieri e altri professionisti di prendere decisioni informate e di fornire cure di alta qualità.

7. **Screening preventivo:** l'AI sarà utilizzata per eseguire analisi predittive per identificare i fattori di rischio nei pazienti e individuare quelli che potrebbero beneficiare di uno screening preventivo per le malattie potenziali.

8. **Formazione continua e specializzazione:** l'AI aprirà nuove opportunità per la formazione continua e la specializzazione degli operatori sanitari. Potranno acquisire

ulteriori competenze per utilizzare efficacemente le tecnologie AI nella loro pratica clinica.

Tuttavia, è importante notare che, nonostante i numerosi progressi nell'IA, la dimensione umana rimarrà fondamentale nell'assistenza sanitaria. I pazienti hanno bisogno di compassione, empatia e di un rapporto di fiducia con gli operatori sanitari. L'AI deve essere utilizzata in modo responsabile per integrare e migliorare l'assistenza sanitaria, mantenendo il benessere del paziente al centro dell'attenzione.

In sintesi, il futuro dell'assistenza sanitaria in prima linea sarà plasmato dall'integrazione dell'IA, che consentirà diagnosi e trattamenti più accurati, una migliore gestione delle condizioni croniche e un miglioramento generale dell'efficienza dell'assistenza. Per cogliere appieno i vantaggi dell'AI, è essenziale formare o preparare gli operatori sanitari a utilizzare questa tecnologia in modo responsabile ed etico, mantenendo l'importanza del rapporto medico-paziente e l'aspetto umano dell'assistenza sanitaria.

L'intelligenza artificiale nelle cure palliative: comfort tecnologico e supporto umano

Introduzione alle cure palliative e all'AI

Le cure palliative sono un approccio completo all'assistenza sanitaria che mira a migliorare la qualità della vita dei pazienti con malattie gravi, concentrandosi sul sollievo del dolore, dei sintomi e della sofferenza emotiva. L'introduzione dell'intelligenza artificiale (AI) nelle cure palliative offre nuove opportunità per migliorare l'assistenza ai pazienti alla fine della vita e sostenere le loro famiglie. Ecco come l'AI potrebbe essere integrata nelle cure palliative:

1. **Gestione dei sintomi:** l'AI può essere utilizzata per monitorare i sintomi dei pazienti in fin di vita, come il dolore, la nausea o la stanchezza, in tempo reale. I sensori indossabili e i dispositivi connessi possono raccogliere dati preziosi, aiutando gli operatori sanitari a regolare i trattamenti per un sollievo ottimale dai sintomi.

2. **Previsione delle esigenze del paziente:** analizzando i dati medici e l'anamnesi del paziente, l'AI può anticipare le future esigenze di cure palliative del paziente. Ciò consente una pianificazione proattiva degli interventi e una migliore assistenza al paziente.

3. **Supporto alla comunicazione:** l'AI può fornire risorse educative e informazioni mediche ai pazienti e alle loro famiglie, aiutandoli a comprendere meglio la malattia e le opzioni di trattamento disponibili. I chatbot o gli assistenti virtuali possono anche essere utilizzati per rispondere alle domande dei pazienti e dei loro cari, fornendo un supporto continuo durante il processo di cure palliative.

4. **Supporto emotivo:** l'RN può fornire un supporto emotivo ai pazienti e alle loro famiglie, offrendo risorse di

aiuto psicologico, tecniche di gestione dello stress e servizi di consulenza su misura per le loro esigenze specifiche.

5. Pianificazione di direttive mediche anticipate: l'AI può aiutare i pazienti a sviluppare direttive mediche anticipate basate sui loro valori e preferenze. In questo modo si garantisce che i pazienti ricevano un'assistenza in linea con i loro desideri, anche quando la loro capacità decisionale è compromessa.

6. Ottimizzare l'uso delle risorse: l'AI può aiutare a ottimizzare l'uso delle risorse, assegnando in modo efficiente il personale e coordinando i servizi di cure palliative per soddisfare le crescenti esigenze dei pazienti alla fine della vita.

7. Monitoraggio e valutazione dell'assistenza: l'AI può essere utilizzata per valutare l'efficacia delle cure palliative e identificare le aree di miglioramento. Ciò consente di ottimizzare continuamente la pratica clinica e di migliorare la qualità dell'assistenza.

Tuttavia, è importante notare che l'AI non potrà mai sostituire la dimensione umana delle cure palliative. Il ruolo essenziale degli operatori sanitari, degli infermieri e del personale di supporto nel fornire una comunicazione empatica, un ascolto attivo e un supporto emotivo ai pazienti alla fine della vita e alle loro famiglie non può essere sostituito dalla tecnologia.

In conclusione, l'introduzione dell'AI nelle cure palliative offre vantaggi significativi per migliorare l'assistenza ai pazienti alla fine della vita. L'AI può contribuire a una gestione più efficace dei sintomi, a una migliore comunicazione e a un supporto emotivo per i pazienti e le loro famiglie. Tuttavia, è fondamentale mantenere l'importanza del rapporto umano e della compassione nell'erogazione delle cure palliative, utilizzando l'AI in modo complementare per ottimizzare la qualità dell'assistenza e migliorare l'esperienza complessiva dei pazienti alla fine della vita.

Alleviare il dolore e i sintomi

L'intelligenza artificiale (AI) offre promettenti opportunità per il trattamento del dolore e dei sintomi in ambito sanitario, comprese le cure palliative. Ecco come l'AI può aiutare a migliorare il trattamento del dolore e dei sintomi:

1. Monitoraggio in tempo reale: l'AI può consentire il monitoraggio in tempo reale dei sintomi dei pazienti attraverso l'uso di sensori indossabili e dispositivi medici connessi. Questi dati vengono poi analizzati per fornire informazioni preziose sull'evoluzione del dolore e di altri sintomi, consentendo agli operatori sanitari di adattare rapidamente il piano di trattamento in base alle esigenze del paziente.

2. Rilevazione precoce: l'AI può rilevare i primi segnali di dolore o i sintomi emergenti che potrebbero essere trascurati dal paziente o mancati durante le visite mediche tradizionali. Ciò consente un intervento precoce e proattivo per alleviare il disagio prima che si aggravi.

3. Analgesia personalizzata: utilizzando l'AI, gli operatori sanitari possono progettare approcci di gestione del dolore personalizzati per ogni paziente, tenendo conto delle caratteristiche individuali, della storia medica, della risposta ai trattamenti precedenti e di altri fattori che influenzano la sensibilità al dolore.

4. Ottimizzazione del trattamento: L'AI può essere utilizzata per analizzare grandi insiemi di dati clinici e di ricerca per identificare i trattamenti più efficaci per determinate condizioni o sintomi. Ciò consente di prendere decisioni terapeutiche basate sull'evidenza e di offrire ai pazienti le migliori opzioni disponibili per alleviare i loro sintomi.

5. Previsione delle crisi: per alcune malattie o condizioni croniche, l'AI può anticipare il verificarsi di crisi o episodi acuti, come le crisi di dolore nei pazienti affetti da alcune malattie croniche. Ciò consente agli operatori sanitari di essere meglio preparati a reagire rapidamente e ad alleviare il dolore dei pazienti il prima possibile.

6. Gestire la politerapia: L'AI può aiutare a gestire le interazioni farmacologiche potenzialmente pericolose o a ottimizzare i dosaggi dei farmaci per ridurre al minimo gli effetti collaterali indesiderati, contribuendo a migliorare il comfort del paziente e a minimizzare i rischi.

7. Intervento non farmacologico: l'AI può anche supportare l'uso di interventi non farmacologici, come la musicoterapia, la realtà virtuale o la terapia cognitivo-comportamentale, per alleviare il dolore e i sintomi in alcuni pazienti.

È importante sottolineare che, sebbene l'AI possa offrire molti benefici per il dolore e il sollievo dai sintomi, non dovrebbe mai sostituire il rapporto tra operatore sanitario e paziente. La comunicazione empatica e l'ascolto attento restano fondamentali per comprendere appieno l'esperienza del paziente e adattare l'assistenza di conseguenza.

In sintesi, l'intelligenza artificiale offre l'opportunità di migliorare il dolore e il trattamento dei sintomi attraverso il monitoraggio in tempo reale, la diagnosi precoce, la personalizzazione dei trattamenti e l'ottimizzazione degli interventi. L'uso giudizioso dell'AI, unito all'esperienza e alla compassione degli operatori sanitari, può contribuire a migliorare significativamente la qualità di vita dei pazienti, in particolare nel contesto delle cure palliative e delle malattie croniche.

Assistenza e comunicazioni personalizzate

L'intelligenza artificiale (AI) sta aprendo possibilità entusiasmanti per l'assistenza e la comunicazione personalizzate nell'assistenza sanitaria. Analizzando grandi insiemi di dati, l'AI può fornire informazioni preziose sui pazienti e aiutarli a prendere decisioni informate sull'assistenza sanitaria. Ecco come l'AI può essere utilizzata per personalizzare l'assistenza e la comunicazione:

1. Profilazione del paziente: L'AI può analizzare la storia medica dei pazienti, i risultati degli esami, le abitudini di vita e le preferenze per creare profili individuali. Questi profili aiutano gli operatori sanitari a comprendere meglio le esigenze specifiche di ciascun paziente e a personalizzare i piani di trattamento di conseguenza.

2. Raccomandazioni terapeutiche personalizzate: utilizzando l'AI, gli operatori sanitari possono ricevere raccomandazioni terapeutiche personalizzate, basate sulle caratteristiche specifiche di ciascun paziente. Ciò consente di elaborare piani di trattamento più mirati, aumentando le probabilità di successo e riducendo gli effetti collaterali indesiderati.

3. Comunicazione su misura: l'AI può essere utilizzata per adattare la comunicazione alle esigenze individuali dei pazienti. Ad esempio, alcuni pazienti possono preferire ricevere i promemoria degli appuntamenti via SMS, mentre altri preferiscono le telefonate o le e-mail. L'AI può identificare i canali di comunicazione preferiti da ciascun paziente, migliorando l'efficienza della comunicazione.

4. Monitoraggio remoto: attraverso l'uso di sensori connessi e dispositivi indossabili, l'AI consente il monitoraggio remoto dei pazienti. Gli operatori sanitari possono ricevere dati in tempo reale sulla salute dei pazienti, consentendo loro di rilevare più rapidamente i cambiamenti o i potenziali problemi e di fornire l'assistenza adeguata in modo tempestivo.

5. Educazione e responsabilizzazione del paziente: L'AI può aiutare a fornire informazioni mediche personalizzate ai pazienti, istruendoli sulla loro specifica condizione di salute e sulle opzioni di trattamento disponibili. Ciò consente ai pazienti di prendere decisioni informate sulla loro salute e di diventare partner attivi nella loro cura.

6. Prevenzione mirata: analizzando i fattori di rischio individuali, l'AI può aiutare a identificare i pazienti che hanno maggiori probabilità di sviluppare determinate malattie. Ciò consente un intervento precoce e mirato per prevenire o rallentare la progressione della malattia.

7. Gestione delle malattie croniche: l'AI può supportare la gestione delle malattie croniche fornendo promemoria personalizzati per l'assunzione di farmaci, incoraggiando l'aderenza ai regimi terapeutici e fornendo consigli sui cambiamenti dello stile di vita per migliorare la salute a lungo termine.

Sebbene l'AI offra opportunità interessanti per personalizzare l'assistenza e la comunicazione, è essenziale riconoscere che la dimensione umana rimane insostituibile nel rapporto tra operatori sanitari e pazienti. L'AI dovrebbe essere utilizzata in modo complementare per supportare e migliorare l'assistenza, ponendo l'accento su un approccio incentrato sul paziente e garantendo il rispetto delle sue esigenze e preferenze individuali.

In conclusione, l'IA offre modi innovativi per personalizzare l'assistenza sanitaria e le comunicazioni, fornendo raccomandazioni terapeutiche su misura per ogni paziente, canali di comunicazione preferiti ed educazione personalizzata. L'uso responsabile dell'AI nell'assistenza sanitaria migliorerà l'efficacia e l'efficienza dell'assistenza, rafforzando al contempo il rapporto tra pazienti e operatori sanitari.

Assistenza per gli assistenti e gli operatori sanitari

L'intelligenza artificiale (AI) offre un notevole potenziale per fornire un'assistenza preziosa agli assistenti e agli operatori sanitari nel loro ruolo di cura dei pazienti. Utilizzando algoritmi sofisticati e l'analisi dei dati, l'AI può migliorare i processi di cura, offrire informazioni pertinenti e semplificare le attività amministrative. Ecco come l'AI può aiutare:

1. **Gestione delle cartelle cliniche:** l'AI può essere utilizzata per organizzare e gestire in modo efficiente le cartelle cliniche dei pazienti. Automatizzando alcuni compiti amministrativi legati alla documentazione, l'AI consente agli operatori sanitari di dedicare più tempo all'interazione con i pazienti e all'assistenza.

2. **Supporto diagnostico:** l'AI può aiutare gli operatori sanitari nel processo diagnostico, analizzando i dati medici dei pazienti, proponendo ipotesi e fornendo informazioni sulle possibili opzioni di trattamento. Questo può essere particolarmente utile per le malattie complesse o rare.

3. **Previsione degli esiti del trattamento:** utilizzando l'AI, gli operatori sanitari possono fare previsioni sui probabili esiti dei trattamenti proposti. Questo li aiuta a scegliere l'approccio terapeutico migliore per ogni paziente, tenendo

conto delle sue specifiche condizioni di salute e della sua storia medica.

4. Supporto alle decisioni cliniche: l'AI può fornire raccomandazioni e consigli agli operatori sanitari quando devono prendere decisioni cliniche complesse. Questi suggerimenti possono essere basati su prove scientifiche, protocolli medici e best practice.

5. Monitoraggio remoto del paziente: l'AI consente il monitoraggio continuo del paziente a distanza attraverso l'uso di sensori e dispositivi connessi. Ciò consente agli operatori sanitari di rilevare rapidamente qualsiasi cambiamento nello stato di salute del paziente e di intervenire di conseguenza.

6. Supporto emotivo per i caregiver: L'AI può fornire un supporto emotivo ai caregiver, offrendo risorse di aiuto psicologico, strategie di gestione dello stress e informazioni sulla gestione del paziente.

7. Formazione continua: l'AI può essere utilizzata per offrire una formazione continua agli operatori sanitari, fornendo loro moduli di e-learning personalizzati in base alle loro esigenze e specialità.

8. Ottimizzazione delle risorse: l'AI può aiutare a ottimizzare l'uso delle risorse nelle strutture sanitarie, prevedendo la domanda, ottimizzando gli orari di lavoro e facilitando la pianificazione dell'assistenza.

Tuttavia, è importante notare che l'IA non dovrebbe sostituire il ruolo degli operatori sanitari e degli assistenti, ma piuttosto supportarli e integrarli. Il rapporto umano e la compassione rimangono essenziali nell'assistenza sanitaria e l'AI deve essere utilizzata in modo etico e responsabile per migliorare l'assistenza senza compromettere il rapporto tra assistenti e pazienti.

In conclusione, l'IA offre molte opportunità per assistere gli assistenti e gli operatori sanitari, facilitando le attività amministrative, migliorando i processi assistenziali, fornendo informazioni pertinenti e ottimizzando l'uso delle risorse. L'integrazione responsabile dell'IA nell'assistenza sanitaria può contribuire a migliorare l'efficienza e la qualità dell'assistenza, alleggerendo al contempo il carico di lavoro degli assistenti.

Limiti dell'IA nelle cure palliative

Sebbene l'intelligenza artificiale (AI) offra molte opportunità per migliorare le cure palliative, presenta anche alcuni limiti che devono essere considerati. Ecco alcuni dei limiti dell'AI in questo contesto:

1. **Complessità di un'assistenza completa:** le cure palliative spesso implicano un approccio completo e olistico all'assistenza del paziente, che comprende non solo il sollievo dei sintomi fisici, ma anche il supporto emotivo, sociale e spirituale. Sebbene l'AI possa aiutare nella gestione dei sintomi, non può sostituire la dimensione umana ed empatica del supporto complessivo fornito dagli operatori sanitari e dai caregiver.

2. **Comprendere i bisogni emotivi:** L'AI può fornire informazioni sui sintomi fisici e sulla progressione della malattia, ma può faticare a comprendere le esigenze emotive e psicologiche dei pazienti alla fine della vita. La comunicazione empatica e la connessione umana rimangono essenziali per soddisfare le esigenze emotive dei pazienti e delle loro famiglie.

3. **Decisione etica:** l'AI può fornire raccomandazioni terapeutiche basate sull'evidenza, ma ci possono essere

situazioni complesse in cui le decisioni etiche non possono essere prese solo sulla base dei dati. Il processo decisionale etico nelle cure palliative richiede un'attenta considerazione, tenendo conto dei valori e delle preferenze del paziente, il che va oltre l'ambito dell'IA.

4. Riservatezza e protezione dei dati: L'uso dell'AI nelle cure palliative comporta la raccolta e l'elaborazione di dati sanitari sensibili dei pazienti. Garantire la riservatezza e la protezione di questi dati è essenziale per mantenere la fiducia tra pazienti, assistenti e operatori sanitari.

5. Costo e accessibilità: alcune tecnologie di IA possono essere costose da implementare e mantenere, il che può limitarne l'accessibilità per alcuni contesti o regioni sanitarie meno sviluppate. È essenziale garantire che l'adozione dell'IA nelle cure palliative sia equa e accessibile a tutti i pazienti, indipendentemente dal luogo di residenza o dalle loro condizioni economiche.

6. Dipendenza tecnologica: sebbene l'AI offra vantaggi significativi, un'eccessiva dipendenza dalla tecnologia può comportare dei rischi, tra cui la disumanizzazione dell'assistenza, la riduzione del processo decisionale umano e la perdita di connessione tra pazienti e assistenti.

7. Apprendimento continuo: l'AI si basa sull'apprendimento dei dati passati. È quindi essenziale garantire che i modelli di IA siano regolarmente aggiornati e riflettano gli attuali progressi medici e le migliori prassi.

In conclusione, sebbene l'AI offra opportunità interessanti per migliorare le cure palliative, presenta anche dei limiti che è importante considerare. La chiave sta nell'integrare responsabilmente l'AI nelle cure palliative, enfatizzando la dimensione umana e assicurando che le decisioni di cura tengano conto sia dei dati medici che delle esigenze emotive ed etiche dei pazienti e delle loro famiglie.

Approccio integrativo: combinare l'IA con il supporto umano

L'approccio integrativo prevede la combinazione dell'intelligenza artificiale (AI) con il supporto umano per fornire un'assistenza sanitaria completa e di alta qualità. Piuttosto che cercare di sostituire completamente gli operatori sanitari con l'AI, questo approccio mira a sfruttare i rispettivi punti di forza dell'AI e delle competenze umane per migliorare l'assistenza e l'esperienza del paziente. Ecco come questo approccio può essere implementato in diversi aspetti dell'assistenza sanitaria:

1. Diagnosi assistita dall'AI con conferma umana: l'AI può essere utilizzata per analizzare rapidamente enormi quantità di dati medici e proporre ipotesi diagnostiche. Gli operatori sanitari possono poi esaminare questi suggerimenti diagnostici, tenendo conto della propria esperienza e di tutte le informazioni del paziente per confermare o correggere la diagnosi.

2. Piani di trattamento personalizzati: L'AI può fornire raccomandazioni basate su protocolli medici e prove per la gestione di una specifica malattia. Gli operatori sanitari possono poi personalizzare queste raccomandazioni tenendo conto delle preferenze, dello stato di salute generale, dei valori e degli obiettivi del paziente.

3. Monitoraggio continuo del paziente: L'AI può essere utilizzata per monitorare i segni vitali e i sintomi dei pazienti da remoto, in tempo reale. Se vengono rilevati cambiamenti preoccupanti, l'AI può allertare gli operatori sanitari per un intervento immediato e personalizzato.

216

4. Supporto emotivo e comunicazione empatica: sebbene l'AI possa essere utile per fornire informazioni e promemoria, non può sostituire il supporto emotivo e la comunicazione empatica forniti dagli operatori sanitari e dagli assistenti. Questi possono creare un legame con i pazienti, comprendere le loro emozioni e rispondere alle loro esigenze psicologiche.

5. Processo decisionale condiviso: L'AI può aiutare a fornire informazioni oggettive sulle opzioni terapeutiche e sui loro probabili esiti. Tuttavia, il processo decisionale finale deve sempre essere condiviso tra il paziente e l'operatore sanitario, tenendo conto dei valori e delle preferenze del paziente.

6. Formazione continua per gli operatori sanitari: l'AI può essere utilizzata come strumento di formazione continua per gli operatori sanitari, fornendo loro aggiornamenti sugli ultimi progressi medici e sui nuovi approcci terapeutici.

7. Privacy ed etica: l'approccio integrativo deve tenere conto delle questioni etiche e della protezione della privacy del paziente, assicurando che i dati medici siano utilizzati in modo responsabile e sicuro.

Integrando l'IA in modo etico e responsabile nell'assistenza sanitaria, possiamo migliorare l'efficienza e l'accuratezza delle cure, mantenendo al contempo un forte legame umano tra gli operatori sanitari, i pazienti e le loro famiglie. Questo approccio integrativo sfrutta al meglio le tecnologie AI, valorizzando al tempo stesso l'esperienza e la compassione degli assistenti, per un'assistenza sanitaria più completa, personalizzata e incentrata sul paziente.

Prospettive per il futuro: L'evoluzione delle cure palliative con l'AI

Le prospettive per il futuro delle cure palliative con l'intelligenza artificiale (AI) sono promettenti e stanno generando un grande interesse nel settore sanitario. L'AI ha il potenziale per trasformare in modo significativo la fornitura di cure palliative, migliorando l'efficienza, la qualità e l'accessibilità dei servizi offerti ai pazienti alla fine della vita. Ecco alcune prospettive chiave per l'evoluzione delle cure palliative con l'AI:

1. Miglioramento dell'accuratezza della diagnosi e della previsione: analizzando grandi serie di dati medici, l'AI può aiutare a migliorare l'accuratezza della diagnosi di malattie gravi e di condizioni di fine vita. Può anche prevedere con maggiore precisione la progressione della malattia e le esigenze future del paziente, consentendo una pianificazione più efficace dell'assistenza.

2. Assistenza personalizzata: l'AI può essere utilizzata per fornire cure palliative più personalizzate, tenendo conto delle caratteristiche uniche di ogni paziente. I piani di trattamento possono essere personalizzati in base alle preferenze, ai valori e agli obiettivi di ciascun individuo, migliorando la qualità della vita alla fine della vita.

3. Monitoraggio continuo del paziente: L'AI consente il monitoraggio continuo dei pazienti alla fine della vita, anche da remoto, attraverso l'uso di sensori e dispositivi connessi. Ciò consente agli operatori sanitari di rilevare rapidamente qualsiasi cambiamento nello stato di salute del paziente e di fornire un intervento appropriato in modo tempestivo.

4. Supporto emotivo e psicologico: l'AI può essere utilizzata per fornire supporto emotivo ai pazienti e alle loro famiglie alla fine della vita. I chatbot empatici e i programmi di assistenza virtuale possono aiutare a soddisfare le esigenze emotive dei pazienti e fornire risorse di supporto psicologico.

5. Educazione del paziente e della famiglia: l'AI può essere utilizzata per fornire informazioni educative ai pazienti e alle loro famiglie sulle cure palliative, sulle opzioni di trattamento, sulle decisioni etiche e sulla gestione dei sintomi. Questo permette ai pazienti di essere più coinvolti nella loro cura e facilita il processo decisionale condiviso.

6. Integrare le cure palliative nei sistemi sanitari: l'AI può aiutare a integrare ulteriormente le cure palliative nei sistemi sanitari, facilitando la condivisione di informazioni tra diversi fornitori di cure e istituzioni sanitarie. Ciò contribuisce a garantire una continuità di cura più fluida per i pazienti alla fine della vita.

7. Ricerca e sviluppo di nuovi trattamenti: L'AI può accelerare la ricerca medica nelle cure palliative, analizzando rapidamente grandi quantità di dati e identificando nuovi potenziali bersagli terapeutici. Questo potrebbe portare a importanti progressi nel trattamento di sintomi e malattie gravi alla fine della vita.

È importante sottolineare che, nonostante le prospettive positive, l'AI non deve mai sostituire la dimensione umana nelle cure palliative. La presenza e il supporto emotivo degli operatori sanitari e dei caregiver rimangono essenziali per fornire un approccio completo ed empatico alle cure di fine vita.

In conclusione, l'AI offre molte opportunità per migliorare le cure palliative, aumentando l'accuratezza diagnostica, personalizzando i trattamenti, offrendo supporto emotivo e facilitando l'accesso alle cure. L'integrazione responsabile dell'IA nelle cure palliative può contribuire a migliorare la qualità della vita dei pazienti alla fine della vita e a sostenere le loro famiglie in questo periodo difficile. Tuttavia, è essenziale garantire che l'AI sia utilizzata in modo etico e incentrato sul paziente, mantenendo sempre la compassione e l'empatia al centro delle cure palliative.

Il futuro dell'assistenza sanitaria: una visione integrata di AI e umanità

Introduzione al futuro dell'assistenza sanitaria

Il futuro dell'assistenza sanitaria promette di essere caratterizzato da progressi tecnologici e innovazioni che trasformeranno profondamente il modo in cui vengono erogati i servizi sanitari. Diversi fattori chiave contribuiranno a plasmare questo entusiasmante futuro:

1. Intelligenza Artificiale (AI) e Big Data: l'AI e l'analisi dei Big Data giocheranno un ruolo chiave nell'assistenza sanitaria di domani. L'AI può aiutare a migliorare la diagnosi, il processo decisionale clinico, la gestione delle cartelle cliniche, la previsione delle malattie e facilitare la ricerca medica. I dati di massa consentiranno anche una migliore comprensione delle tendenze sanitarie, delle epidemie e dei modelli di malattia.

2. Telemedicina e salute digitale: la telemedicina continuerà a svilupparsi, offrendo ai pazienti l'accesso all'assistenza sanitaria a distanza, superando le barriere geografiche e riducendo i tempi di attesa. Le applicazioni sanitarie, i dispositivi indossabili e i sensori connessi svolgeranno un ruolo crescente nel monitoraggio e nella gestione della salute delle persone.

3. Assistenza personalizzata: I progressi della genomica, della medicina di precisione e dell'IA consentiranno un'assistenza sanitaria più personalizzata e adattata alle caratteristiche specifiche di ogni paziente. I trattamenti saranno adattati al profilo genetico e alle esigenze uniche di ciascun individuo.

4. Robotica e automazione: la robotica medica continuerà a svilupparsi, supportando gli operatori sanitari nelle attività chirurgiche, nella riabilitazione, nell'assistenza ai pazienti e nella logistica ospedaliera. L'automazione contribuirà ad aumentare l'efficienza dei processi, a ridurre gli errori e a liberare tempo per un'assistenza di qualità.

5. **Medicina rigenerativa:** la ricerca sulla medicina rigenerativa progredirà, rendendo possibile la rigenerazione di tessuti e organi danneggiati. Questo aprirà la possibilità di trattare alcune malattie croniche e lesioni gravi.

6. **Etica e sicurezza:** con il progredire della tecnologia, la questione dell'etica e della protezione dei dati sanitari diventerà sempre più cruciale. Dovranno essere messi in atto rigorosi standard etici per garantire la riservatezza e la sicurezza delle informazioni sui pazienti.

7. **Collaborazione interdisciplinare:** il futuro dell'assistenza sanitaria richiederà una maggiore collaborazione tra operatori sanitari, ricercatori, ingegneri ed esperti di tecnologia. Insieme, saranno in grado di sviluppare soluzioni innovative alle sfide dell'assistenza sanitaria.

8. **Formazione continua:** gli operatori sanitari avranno bisogno di una formazione regolare sulle nuove tecnologie e sulle pratiche emergenti, per rimanere aggiornati nel loro campo e offrire un'assistenza di qualità.

In breve, il futuro dell'assistenza sanitaria sarà caratterizzato da un approccio più personalizzato, tecnologico e incentrato sul paziente. I progressi tecnologici come l'AI, la telemedicina e la medicina rigenerativa offriranno opportunità per un'assistenza sanitaria più efficiente, accessibile e incentrata sulla prevenzione. Tuttavia, sarà essenziale garantire che questi progressi siano utilizzati in modo responsabile, etico ed equo, per massimizzare i benefici per la società nel suo complesso.

L'IA come complemento ai badanti

L'intelligenza artificiale (AI) è destinata a diventare un valido aiuto per gli operatori sanitari. Piuttosto che sostituire completamente gli operatori sanitari, l'AI può essere integrata strategicamente per migliorare la loro efficienza, il processo decisionale e l'erogazione delle cure. Ecco come l'AI può fungere da complemento essenziale per gli operatori sanitari:

1. Analisi dei dati e diagnosi assistita dall'AI: l'AI è in grado di elaborare rapidamente enormi quantità di dati medici, tra cui immagini mediche, cartelle elettroniche e risultati di test. Questa capacità consente agli operatori sanitari di accedere a informazioni più complete e di essere assistiti nel processo diagnostico. L'AI può fornire raccomandazioni terapeutiche basate sull'evidenza, consentendo ai medici di prendere decisioni più informate.

2. Monitoraggio continuo del paziente: L'AI può essere utilizzata per monitorare i segni vitali e i dati sanitari dei pazienti da remoto, in tempo reale. Gli assistenti possono essere avvisati di eventuali cambiamenti preoccupanti, consentendo loro di intervenire rapidamente ed evitare complicazioni.

3. Gestione delle cartelle cliniche: l'AI può automatizzare la gestione delle cartelle cliniche, registrando le informazioni rilevanti, monitorando i trattamenti e facilitando il coordinamento tra i diversi fornitori di assistenza. Ciò consente ai caregiver di concentrarsi maggiormente sull'erogazione diretta delle cure.

4. Assistenza per i compiti ripetitivi: l'AI può essere utilizzata per automatizzare i compiti ripetitivi e amministrativi, come la programmazione degli appuntamenti, la fatturazione e la gestione delle scorte di farmaci. Ciò consente agli assistenti di risparmiare tempo e di concentrarsi su compiti più complessi e coinvolgenti.

5. Formazione continua e training: l'AI può essere utilizzata come strumento di formazione continua per i caregiver, fornendo aggiornamenti sugli ultimi progressi medici, sui protocolli di trattamento e sulle migliori prassi. Ciò consente agli operatori sanitari di tenersi aggiornati sulle ultime innovazioni e di migliorare continuamente le proprie competenze.

6. Supporto emotivo per pazienti e assistenti: L'AI può essere utilizzata per fornire supporto emotivo a pazienti e assistenti, offrendo programmi di supporto virtuale, chatbot empatici e risorse per la gestione dello stress. Questo può contribuire ad alleviare il carico emotivo di chi assiste e a migliorare il benessere del paziente.

7. Ricerca medica: l'AI può accelerare la ricerca medica analizzando grandi insiemi di dati e identificando nuovi percorsi di ricerca. Questo può portare a importanti scoperte mediche e a nuovi trattamenti per i pazienti.

Integrando l'IA in modo etico e responsabile, gli assistenti possono sfruttarne i vantaggi per migliorare la qualità dell'assistenza, aumentare l'efficienza e migliorare l'esperienza complessiva del paziente. Tuttavia, è importante sottolineare che l'AI non può sostituire completamente l'esperienza umana e la compassione degli assistenti. Il rapporto di fiducia tra pazienti e assistenti rimane essenziale per fornire un'assistenza di qualità e incentrata sul paziente. L'AI dovrebbe essere utilizzata in modo complementare, aiutando gli assistenti a svolgere meglio il loro lavoro piuttosto che sostituirli, per garantire un equilibrio ottimale tra tecnologia e umanità nell'assistenza sanitaria.

L'intelligenza artificiale per la gestione delle risorse e dei costi

L'intelligenza artificiale (AI) offre numerose opportunità per migliorare la gestione delle risorse e dei costi nel settore sanitario. Ecco alcune aree in cui l'AI può svolgere un ruolo chiave in questa gestione:

1. Pianificazione della forza lavoro e delle risorse: l'AI può essere utilizzata per analizzare i dati di presenza e le tendenze stagionali nelle strutture sanitarie, consentendo una pianificazione più accurata della forza lavoro e delle risorse. Questo aiuta a evitare la mancanza o l'eccesso di personale, mantenendo una qualità ottimale dell'assistenza.

2. Ottimizzazione degli orari: l'AI può ottimizzare gli orari del personale, tenendo conto delle competenze specifiche degli operatori sanitari, della loro disponibilità e delle esigenze dei pazienti. Questo riduce i tempi di inattività e migliora l'efficienza operativa.

3. Gestione dei letti ospedalieri: l'AI può aiutare a prevedere i tassi di occupazione dei letti ospedalieri in base ai ricoveri previsti, alla durata prevista della degenza e alle esigenze di cura dei pazienti. Questo porta a una migliore gestione dei posti letto e a una riduzione dei tempi di attesa.

4. Ottimizzazione dei processi: l'AI può analizzare i processi ospedalieri e identificare le inefficienze o i colli di bottiglia. Ottimizzando i flussi di lavoro e automatizzando alcuni compiti, le strutture sanitarie possono ridurre i costi e migliorare la qualità dell'assistenza.

5. Previsione dei costi di trattamento: analizzando i dati medici dei pazienti e i risultati dei trattamenti, l'AI può aiutare a prevedere i costi di trattamento futuri per condizioni specifiche. Ciò consente alle strutture sanitarie e agli assicuratori di anticipare meglio le spese e di gestire meglio i budget.

6. Rilevamento di frodi ed errori di fatturazione: l'AI può essere utilizzata per rilevare frodi ed errori di fatturazione nei sistemi sanitari, analizzando i dati di fatturazione e identificando modelli sospetti.

7. Gestione dell'inventario e delle scorte: l'AI può prevedere il fabbisogno di farmaci e forniture mediche in base alle tendenze della domanda e ai livelli attuali delle scorte. Ciò consente una gestione più efficiente delle scorte ed evita carenze o eccedenze.

8. Tracciare i costi sanitari della popolazione: L'AI può tracciare i costi sanitari della popolazione su larga scala, identificando i fattori che influenzano i costi sanitari e raccomandando strategie di gestione delle malattie croniche.

Utilizzando l'AI per la gestione delle risorse e dei costi, le organizzazioni sanitarie possono migliorare l'efficienza operativa, ridurre i costi inutili e fornire un'assistenza di migliore qualità. Tuttavia, è importante sottolineare che l'introduzione dell'AI nella gestione delle risorse deve avvenire in modo etico e responsabile, tenendo conto delle implicazioni sulla privacy dei pazienti e garantendo la sicurezza e la riservatezza dei dati sanitari. L'AI deve essere utilizzata come strumento complementare per supportare gli operatori sanitari nelle loro decisioni e azioni, e non per sostituire completamente la loro esperienza e il loro giudizio clinico.

Formazione e preparazione per l'assistenza sanitaria di domani

La formazione e la preparazione degli operatori sanitari per l'assistenza sanitaria di domani è essenziale per adattarsi ai progressi tecnologici e ai nuovi approcci alla medicina. Ecco alcuni punti chiave relativi alla formazione e alla preparazione per l'assistenza sanitaria di domani:

1. Integrazione delle competenze tecnologiche e dell'AI: i programmi di formazione sanitaria dovrebbero includere moduli sulle competenze tecnologiche, sull'uso dell'AI nell'assistenza sanitaria e sull'analisi dei dati medici. I futuri professionisti della sanità dovrebbero essere formati per utilizzare le tecnologie emergenti per migliorare l'assistenza e il processo decisionale clinico.

2. Formazione continua e riqualificazione: la formazione continua è fondamentale per consentire agli operatori sanitari di tenersi aggiornati sugli ultimi progressi medici e tecnologici. Le opportunità di riqualificazione devono essere offerte regolarmente per sviluppare nuove competenze e approfondire le conoscenze.

3. Formazione interdisciplinare: l'assistenza sanitaria di domani comporterà una stretta collaborazione tra diverse discipline, tra cui professionisti sanitari, ingegneri, ricercatori ed esperti di tecnologia. La formazione interdisciplinare consentirà ai futuri professionisti della sanità di comprendere meglio le diverse prospettive e di lavorare efficacemente come parte di un team.

4. Imparare facendo: imparare facendo, attraverso tirocini e rotazioni cliniche, è fondamentale per consentire agli studenti di medicina e ad altri professionisti della salute di sviluppare competenze pratiche e familiarizzare con le nuove tecnologie mediche.

5. Formazione su etica e sicurezza: i futuri professionisti della sanità dovrebbero essere formati sull'etica dell'uso dell'AI e della tecnologia nell'assistenza sanitaria. Dovrebbero anche essere informati sui problemi di sicurezza dei dati e di riservatezza dei pazienti.

6. Sviluppare le capacità di comunicazione e di empatia: poiché la tecnologia continua a svolgere un ruolo sempre più importante nell'assistenza sanitaria, è essenziale che gli operatori sanitari sviluppino le capacità di comunicazione e di empatia per mantenere un rapporto di fiducia con i pazienti.

7. Incoraggiare l'innovazione e la curiosità: i programmi di formazione dovrebbero incoraggiare l'innovazione e la curiosità nei futuri professionisti della sanità. Ciò favorirà uno spirito di esplorazione e di apertura a nuove idee e approcci.

8. Sviluppare leader della salute digitale: sarà importante sviluppare leader della salute digitale che possano guidare e supervisionare l'implementazione di nuove tecnologie e soluzioni digitali nelle istituzioni sanitarie.

Preparando gli operatori sanitari per l'assistenza sanitaria di domani, possiamo garantire che siano pronti ad affrontare le sfide del futuro e a sfruttare le opportunità offerte dai progressi tecnologici. La formazione continua, l'integrazione delle competenze tecnologiche e l'attenzione all'etica e alla comunicazione saranno fondamentali per creare una forza lavoro sanitaria qualificata, in grado di fornire un'assistenza di alta qualità, incentrata sul paziente, in un ambiente sanitario in continua evoluzione.

Sicurezza e riservatezza dei dati nel futuro dell'assistenza sanitaria

La sicurezza dei dati e la privacy giocheranno un ruolo cruciale nel futuro dell'assistenza sanitaria, poiché i progressi tecnologici, tra cui l'intelligenza artificiale (AI) e l'aumento dell'uso dei dati medici, continuano a rimodellare il settore. Ecco alcuni punti chiave da tenere a mente sulla sicurezza dei dati e sulla privacy nel futuro dell'assistenza sanitaria:

1. Protezione dei dati del paziente: I dati medici dei pazienti contengono informazioni sensibili sulla loro salute e sulla loro privacy. È essenziale mettere in atto solide misure di sicurezza per proteggere questi dati dall'accesso non autorizzato o dal furto. Ciò include l'uso della crittografia, di un'autenticazione forte e di firewall per prevenire le violazioni dei dati.

2. Gestione del rischio di cybersecurity: con la crescente digitalizzazione del settore sanitario, aumentano anche i rischi di cybersecurity. Le organizzazioni sanitarie dovranno investire in sofisticati sistemi di sicurezza informatica per proteggersi da attacchi informatici, ransomware e altre potenziali minacce.

3. Consenso informato e controllo dei dati: I pazienti devono avere il controllo sui loro dati medici ed essere informati su come verranno utilizzati. Il consenso informato deve essere ottenuto per qualsiasi uso o condivisione dei dati medici e i pazienti devono poter ritirare il loro consenso in qualsiasi momento.

4. Integrare la protezione dei dati attraverso la progettazione: nello sviluppo di nuove tecnologie e applicazioni sanitarie, la protezione dei dati dovrebbe essere integrata dalla progettazione (Privacy by Design).

Ciò significa che le considerazioni sulla riservatezza e sulla sicurezza devono essere prese in considerazione fin dall'inizio del processo di sviluppo.

5. Formazione del personale sanitario: gli operatori sanitari dovranno essere formati sulle pratiche di sicurezza dei dati e su come proteggere le informazioni dei pazienti. Sarà necessaria una formazione continua per rendere il personale consapevole delle nuove minacce e delle migliori pratiche di sicurezza dei dati.

6. Conformità alle normative sulla protezione dei dati: Le strutture sanitarie dovranno rispettare le normative sulla protezione dei dati, come il Regolamento generale sulla protezione dei dati (GDPR) in Europa e l'Health Insurance Portability and Accountability Act (HIPAA) negli Stati Uniti. Queste normative stabiliscono standard rigorosi per la raccolta, l'archiviazione e l'utilizzo dei dati medici.

7. Responsabilità in caso di violazione dei dati: in caso di violazione dei dati, è essenziale stabilire la responsabilità e informare tempestivamente i pazienti interessati. Le organizzazioni sanitarie dovranno disporre di piani di risposta agli incidenti per gestire efficacemente le violazioni dei dati e minimizzare l'impatto sui pazienti.

Mettendo in atto solide misure di sicurezza e di privacy, l'assistenza sanitaria sarà in grado di sfruttare appieno i vantaggi dell'AI e delle nuove tecnologie, proteggendo al contempo i diritti e la privacy dei pazienti. La fiducia dei pazienti nel sistema sanitario è essenziale per garantire un'adozione e una collaborazione di successo, e questo può essere raggiunto solo attraverso una gestione responsabile ed etica dei dati sanitari.

Riflettere sull'importanza dell'umanità nell'assistenza sanitaria

L'importanza dell'umanità nell'assistenza sanitaria non può essere sottovalutata. Nonostante i progressi tecnologici e la crescente integrazione dell'intelligenza artificiale nell'assistenza sanitaria, l'elemento umano rimane essenziale per fornire un'assistenza di alta qualità e incentrata sul paziente. Ecco alcune riflessioni sull'importanza dell'umanità nell'assistenza sanitaria:

1. La relazione carer-paziente: La relazione tra badante e paziente è fondamentale per stabilire fiducia, empatia e sostegno emotivo. Il contatto umano, l'ascolto attento e la compassione svolgono un ruolo essenziale per il recupero e il benessere dei pazienti.

2. Comprendere le esigenze individuali: Gli operatori sanitari possono fornire un'assistenza personalizzata valutando le esigenze uniche di ogni paziente. Possono prendere in considerazione i fattori sociali, emotivi e ambientali che influenzano la salute di un individuo, cosa che non è sempre possibile per l'AI.

3. Decisioni etiche: l'assistenza sanitaria spesso comporta decisioni complesse, talvolta etiche, in cui l'AI potrebbe non essere in grado di comprendere appieno le sfumature e i valori personali dei pazienti. Gli operatori sanitari contribuiscono con il loro giudizio etico e la loro esperienza a prendere decisioni responsabili e informate.

4. Gestire le emozioni: L'esperienza sanitaria può essere emotivamente impegnativa per i pazienti e le loro famiglie. Gli operatori sanitari svolgono un ruolo cruciale nel fornire supporto emotivo, rispondere alle preoccupazioni ed entrare in empatia con le emozioni dei pazienti.

5. Adattabilità e flessibilità: i caregiver umani sono in grado di adattarsi a situazioni inaspettate, di reagire a sottili cambiamenti nelle condizioni del paziente e di essere creativi nel rispondere a esigenze mutevoli. Questa adattabilità è una qualità unica che l'AI potrebbe faticare a replicare.

6. Comunicazione complessa: la comunicazione tra pazienti e assistenti spesso comporta scambi complessi e ricchi di sfumature. Gli operatori sanitari sono addestrati a interpretare i segnali verbali e non verbali dei pazienti, il che può essere difficile per l'AI che si basa principalmente su dati testuali o numerici.

7. Sensibilità culturale: l'assistenza sanitaria deve essere adattata ai valori e alle credenze culturali dei pazienti. Gli operatori sanitari possono sviluppare la sensibilità culturale per fornire un'assistenza rispettosa e appropriata a popolazioni diverse, il che è fondamentale in un mondo sempre più diversificato.

Sebbene l'AI e le tecnologie mediche possano apportare miglioramenti significativi all'assistenza sanitaria, non possono sostituire l'aspetto umano. La presenza di assistenti umani è insostituibile nel fornire supporto emotivo, prendere decisioni complesse, rispondere alle esigenze individuali e sviluppare un rapporto di fiducia con i pazienti.

Nel futuro dell'assistenza sanitaria, è essenziale mantenere un equilibrio tra i progressi tecnologici e l'umanità delle cure. La tecnologia dovrebbe essere utilizzata come strumento complementare per supportare gli operatori sanitari nel loro lavoro, piuttosto che sostituirli. In questo modo si garantisce che l'assistenza rimanga incentrata sul paziente, rispettosa e olistica, offrendo un'esperienza sanitaria complessiva più soddisfacente per i pazienti e gli assistenti.

Conclusione: forgiare un futuro integrato per l'IA e l'umanità nell'assistenza sanitaria

La convergenza dell'intelligenza artificiale (AI) e dell'umanità nell'assistenza sanitaria sta aprendo un futuro emozionante e promettente. Poiché le tecnologie continuano a svilupparsi e a trasformare il panorama medico, è essenziale forgiare un futuro integrato in cui l'AI e l'umanità lavorino in sinergia per offrire un'assistenza sanitaria ottimale e incentrata sul paziente. Ecco alcuni punti chiave per dare forma a questo futuro integrato:

1. Collaborazione tra AI e assistenti umani: piuttosto che vedere l'AI come una minaccia per gli assistenti umani, è essenziale promuovere una cultura di collaborazione e partnership tra i due. L'AI può integrare le capacità e le competenze degli operatori sanitari, fornendo informazioni e strumenti di supporto decisionale, consentendo loro di fornire un'assistenza più accurata e personalizzata.

2. Concentrarsi sul rapporto curante-paziente: Sebbene l'AI possa automatizzare alcuni compiti, il rapporto umano rimane al centro dell'assistenza sanitaria. Gli operatori sanitari devono continuare a dare grande importanza all'ascolto attivo, all'empatia e alla compassione, per stabilire un rapporto di fiducia con i pazienti. L'AI può liberare tempo per gli assistenti, in modo che possano concentrarsi maggiormente sull'aspetto relazionale dell'assistenza.

3. Integrazione etica e responsabile dell'IA: con il continuo progresso dell'IA, è fondamentale che venga integrata in modo etico e responsabile nell'assistenza sanitaria. Ciò include la protezione della privacy dei dati, la trasparenza degli algoritmi, la prevenzione dei pregiudizi e la garanzia della sicurezza del paziente. Devono essere introdotti regolamenti e standard etici per guidare l'uso dell'IA nell'assistenza sanitaria.

4. Formazione e sviluppo delle competenze: gli operatori sanitari devono essere formati alle nuove tecnologie e competenze dell'AI, pur mantenendo una solida base di conoscenze mediche e competenze umane. I programmi di formazione dovrebbero favorire un approccio interdisciplinare e incoraggiare l'apprendimento continuo per adattarsi ai costanti sviluppi del settore.

5. Investimento in ricerca e innovazione: per dare forma a un futuro integrato di IA e umanità nell'assistenza sanitaria, è essenziale un investimento continuo in ricerca e innovazione. I progressi tecnologici devono essere supportati da una ricerca rigorosa per valutarne l'efficacia e l'impatto sui risultati dei pazienti.

6. Centralità del paziente: In tutti gli sviluppi e le applicazioni dell'AI nell'assistenza sanitaria, il paziente deve rimanere al centro dell'attenzione. Le tecnologie e le innovazioni devono essere progettate per soddisfare le esigenze dei pazienti, migliorare la loro qualità di vita e aiutarli a prendere decisioni informate sulla loro salute.

Combinando le capacità uniche dell'AI con le qualità umane dei caregiver, possiamo creare un ecosistema sanitario potente e complementare. L'AI può migliorare l'efficienza, l'accuratezza e l'accesso alle cure, mentre l'umanità apporta la compassione, il processo decisionale etico e l'empatia essenziali per fornire un'assistenza di alta qualità.

In conclusione, il futuro integrato dell'IA e dell'umanità nell'assistenza sanitaria si basa su una collaborazione armoniosa tra tecnologie emergenti e assistenti umani. Capitalizzando i punti di forza di ciascun campo, possiamo trasformare positivamente il panorama dell'assistenza sanitaria, fornendo cure più efficienti e incentrate sul paziente, garantendo al contempo la sicurezza e la riservatezza dei dati medici. Mantenendo un approccio etico, valorizzando il rapporto operatore-paziente e continuando a promuovere l'innovazione, daremo forma a un futuro integrato e sostenibile per l'assistenza sanitaria.

Conclusione

Riassunto degli argomenti principali del libro.

Il libro esplora il ruolo emergente dell'intelligenza artificiale (AI) nell'assistenza sanitaria e si concentra sulla domanda centrale: "L'intelligenza artificiale potrà mai sostituire il caregiver?". Ecco una sintesi dei principali argomenti sviluppati nel corso del libro:

1. Vantaggi dell'IA nell'assistenza sanitaria: Il libro evidenzia i numerosi vantaggi dell'IA nell'assistenza sanitaria, tra cui una maggiore precisione nella diagnosi, un processo decisionale clinico più informato, una gestione efficiente dei dati medici e un migliore monitoraggio dei pazienti.

2. L'importanza dell'intelligenza emotiva e delle competenze umane: il libro sottolinea l'importanza cruciale dell'intelligenza emotiva e delle competenze umane nella relazione tra assistente e paziente. Evidenzia il fatto che l'empatia, la comunicazione calorosa e la capacità di fornire supporto emotivo rimangono essenziali per fornire un'assistenza completa e centrata sul paziente.

3. Convivenza armoniosa tra l'AI e l'assistente umano: piuttosto che sostituire completamente l'assistente umano, l'AI può essere utilizzata come strumento complementare per migliorare le capacità e le prestazioni dell'assistente. Il libro sottolinea l'importanza di una coabitazione armoniosa tra l'AI e le competenze umane per fornire un'assistenza sanitaria ottimale.

4. L'IA come 'collega' del caregiver: Il libro esplora la prospettiva che l'IA agisca come 'collega' del caregiver, piuttosto che come sostituto. L'AI può liberare tempo e risorse per i caregiver, consentendo loro di concentrarsi su aspetti più complessi e relazionali dell'assistenza.

5. Sfide etiche e responsabilità: il libro affronta i dilemmi etici associati all'uso dell'IA nell'assistenza sanitaria, come la riservatezza dei dati, la trasparenza nel processo decisionale dell'IA e la responsabilità in caso di errori o interpretazioni errate.

6. Integrazione di successo dell'IA: il libro propone strategie per un'integrazione di successo dell'IA nelle pratiche assistenziali esistenti, compresa l'attenzione alla formazione degli operatori sanitari, alla collaborazione tra l'IA e gli assistenti umani e alla convalida e trasparenza dei modelli di IA.

7. Impatto sulla formazione sanitaria ed evoluzione delle professioni: Il libro esplora il potenziale impatto dell'IA sulla formazione sanitaria, evidenziando la necessità di una formazione guidata dall'IA e dalla tecnologia, nonché lo sviluppo di nuove competenze complementari.

In sintesi, il libro presenta un'analisi approfondita delle implicazioni dell'intelligenza artificiale nell'assistenza sanitaria. Evidenzia i vantaggi dell'IA, sottolineando al contempo la continua importanza dell'intelligenza emotiva e delle competenze umane nell'erogazione di un'assistenza sanitaria di qualità. Propone approcci per integrare con successo l'AI nelle pratiche sanitarie, affrontando al contempo le questioni etiche e le sfide associate a questa evoluzione tecnologica. Infine, considera l'evoluzione delle professioni mediche e l'importanza della formazione continua per consentire agli operatori sanitari di adattarsi a questi cambiamenti.

Risposta alla domanda iniziale: l'IA sostituirà un giorno la badante?

La risposta alla domanda iniziale se l'intelligenza artificiale (AI) sostituirà un giorno il caregiver è complessa e ricca di sfumature. Ad oggi, l'AI ha mostrato un potenziale promettente per migliorare l'assistenza sanitaria, ma è improbabile che sostituisca completamente il ruolo dell'assistente umano.

1. Ruolo complementare dell'AI: l'AI può essere utilizzata come strumento complementare per migliorare le capacità degli assistenti umani. Può aiutare a svolgere compiti ripetitivi, analizzare enormi quantità di dati, fornire raccomandazioni basate sulle evidenze e facilitare il processo decisionale clinico. Ciò consentirà agli assistenti di concentrarsi maggiormente sull'interazione con il paziente, sull'aspetto emotivo dell'assistenza e sulle decisioni complesse che richiedono l'intuizione umana.

2. Importanza dell'intelligenza emotiva: l'intelligenza emotiva e le competenze umane sono elementi essenziali della relazione caregiver-paziente. Gli assistenti umani sono capaci di empatia, compassione e profonda comprensione dei bisogni emotivi dei pazienti. Queste qualità non possono essere replicate dall'AI, e qui sta il loro valore unico nell'offrire un'assistenza sanitaria di alta qualità.

3. Complessità del processo decisionale clinico: il processo decisionale clinico in situazioni complesse e imprevedibili richiede la competenza umana, basata sull'esperienza clinica, l'intuizione e la capacità di soppesare le considerazioni etiche. L'AI può fornire informazioni e raccomandazioni, ma la valutazione complessiva del contesto medico e il processo decisionale finale spettano all'operatore umano.

4. Responsabilità e fiducia: la responsabilità e la fiducia sono fattori cruciali nell'assistenza sanitaria. I pazienti devono potersi fidare di chi li assiste per prendere decisioni informate e supportarli nel loro percorso di cura. L'intelligenza artificiale solleva questioni sulla responsabilità in caso di errori o interpretazioni errate, rafforzando l'importanza della presenza umana per assumersi la responsabilità delle decisioni cliniche.

5. Cambiamento dei ruoli: l'integrazione dell'IA nell'assistenza sanitaria probabilmente cambierà i ruoli tradizionali degli operatori sanitari. I caregiver potrebbero concentrarsi maggiormente sugli aspetti relazionali, emotivi ed educativi dell'assistenza, mentre l'IA supporta alcuni compiti tecnici e amministrativi.

In conclusione, sebbene l'intelligenza artificiale stia svolgendo un ruolo sempre più importante nell'assistenza sanitaria, non sostituirà completamente l'assistente umano. La convivenza armoniosa di AI e competenze umane è la chiave per fornire un'assistenza sanitaria di qualità superiore, combinando la potenza della tecnologia con l'essenza della compassione e dell'umanità nell'assistenza sanitaria. La relazione assistente-paziente rimane profondamente radicata nell'intelligenza emotiva, nella comprensione e nel supporto, assicurando che l'AI diventi un prezioso complemento, ma mai un sostituto, del ruolo essenziale dell'assistente umano.

Messaggio finale sull'importanza dell'innovazione responsabile e dell'umanità nell'assistenza sanitaria.

Il messaggio finale di questo libro evidenzia l'importanza cruciale dell'innovazione responsabile e dell'umanità nell'assistenza sanitaria. Mentre l'intelligenza artificiale (AI) e le tecnologie avanzate aprono nuove ed entusiasmanti prospettive nell'assistenza sanitaria, è essenziale tenere a mente i principi etici e preservare l'essenza stessa dell'umanità nella pratica medica.

1. Responsabilità etica: quando si integra l'AI nell'assistenza sanitaria, è essenziale concentrarsi sulla responsabilità etica. Le decisioni sui pazienti non dovrebbero mai essere interamente delegate all'AI, ma piuttosto guidate dai valori etici e dalle conoscenze mediche degli operatori sanitari. Dobbiamo valutare costantemente l'impatto dell'IA sui pazienti, la riservatezza dei dati e l'equità nell'accesso alle cure.

2. Assistenza personalizzata: sebbene l'AI possa aiutare a fornire raccomandazioni e trattamenti basati sulle evidenze, è essenziale considerare ogni paziente come un individuo unico. L'umanità nell'assistenza sanitaria consiste nel prendere in considerazione le preferenze, i valori e le circostanze personali di ciascun paziente per sviluppare piani di trattamento personalizzati.

3. Collaborazione umana e tecnologica: l'innovazione responsabile nell'assistenza sanitaria significa ricercare una collaborazione armoniosa tra gli assistenti umani e le tecnologie avanzate. L'AI può alleggerire i compiti ripetitivi e amministrativi, consentendo agli assistenti di dedicare più tempo all'interazione con i pazienti, all'empatia e alla comunicazione.

4. Rafforzare la relazione tra curante e paziente: L'AI non deve essere una barriera nel rapporto tra assistito e paziente, ma piuttosto un catalizzatore per rafforzare tale rapporto. La tecnologia dovrebbe essere utilizzata per migliorare l'assistenza e la comprensione tra gli operatori sanitari e i pazienti, creando un ambiente di fiducia e di sostegno.

5. Processo decisionale informato: gli operatori sanitari devono essere informati sulle capacità e sui limiti dell'IA. L'innovazione responsabile richiede un'educazione continua e una formazione adeguata per gli operatori sanitari, per aiutarli a interpretare i risultati dell'IA, a comprenderne le implicazioni e a prendere decisioni informate.

6. Non perdere mai di vista l'umanità: mentre i progressi tecnologici avanzano rapidamente, è fondamentale non perdere mai di vista l'umanità al centro dell'assistenza sanitaria. I pazienti hanno bisogno di compassione, supporto emotivo e assistenza olistica, e questi possono essere forniti solo da assistenti umani dotati di intelligenza emotiva e capacità relazionali.

In conclusione, l'innovazione responsabile e l'umanità sono due pilastri essenziali per il futuro dell'assistenza sanitaria. L'intelligenza artificiale e le tecnologie avanzate possono certamente migliorare l'assistenza, ma devono essere utilizzate in modo etico, responsabile e complementare alle competenze umane. Dobbiamo continuare a mettere i pazienti al centro della pratica medica, riconoscendo l'importanza fondamentale del rapporto curante-paziente e preservando la compassione e l'umanità che rendono l'assistenza sanitaria una professione unica ed essenziale. Abbracciando l'innovazione responsabile e preservando l'umanità, possiamo plasmare un futuro in cui la tecnologia migliora l'assistenza, rafforzando al contempo il prezioso legame tra gli assistenti e i loro pazienti.